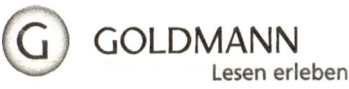

Buch

Dr. Alan Christianson, Spezialist für Endokrinologie und Schilddrüsenstörungen, verdeutlicht, dass Gewichtszunahme eine Überlebensreaktion des Körpers ist angesichts einer zunehmend stressigen Umwelt. Eine entscheidende Rolle spielen dabei die Nebennieren, die den Cortisolhaushalt kontrollieren: Unter Stress geraten die Nebennieren aus dem Gleichgewicht und führen zu Übergewicht, ständiger Müdigkeit und sogar Krankheiten wie Herzbeschwerden oder Diabetes. Die Lösung: Mit *Schlank ohne Stress* stellt er ein Ernährungsprogramm zur Regulierung der Nebennierenfunktion vor. Damit verlieren Sie nicht nur natürlich Gewicht, sondern gewinnen neue Energie, mehr Ausgeglichenheit und Lebensfreude. Machen Sie Schluss mit Übergewicht und Erschöpfung!

Autor

Dr. Alan Christianson ist Doktor der Naturheilkunde mit Spezialgebiet Endokrinologie und Schilddrüsendysfunktion. Neben der Arbeit in seiner eigenen Praxis gibt er medizinische Fortbildungen zu den Themen Schilddrüsenstörung, Gewichtsverlust und Hormonersatztherapie. Dr. Christianson lebt mit seiner Frau und den beiden Kindern in Scottsdale, Arizona.

Außerdem von Dr. Alan Chrisitanson im Programm

Die Leber-Wohlfühl-Diät (erhältlich ab Juli 2020)

Dr. Alan Christianson

Schlank ohne Stress

Nebennieren in Balance
Die Diät

Aus dem Amerikanischen
von Imke Brodersen

GOLDMANN

Alle Ratschläge in diesem Buch wurden vom Autor und vom Verlag sorgfältig erwogen und geprüft. Eine Garantie kann dennoch nicht übernommen werden. Eine Haftung des Autors beziehungsweise des Verlags und seiner Beauftragten für Personen-, Sach- und Vermögensschäden ist daher ausgeschlossen.

Sollte diese Publikation Links auf Webseiten Dritter enthalten, so übernehmen wir für deren Inhalte keine Haftung, da wir uns diese nicht zu eigen machen, sondern lediglich auf deren Stand zum Zeitpunkt der Erstveröffentlichung verweisen.

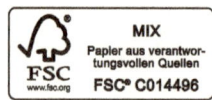

Verlagsgruppe Random House FSC® N001967

Dieses Buch ist auch als E-Book erhältlich.

2. Auflage
Deutsche Erstausgabe Dezember 2016
Wilhelm Goldmann Verlag, München,
in der Verlagsgruppe Random House GmbH
© 2016 der deutschsprachigen Ausgabe
Wilhelm Goldmann Verlag, München,
in der Verlagsgruppe Random House GmbH
Neumarkter Straße 28, 81673 München
© 2014 der Originalausgabe Alan Christianson
Originaltitel: *The Adrenal Reset Diet*
Originalverlag: Harmony Books, an imprint of the Crown Publishing Group,
a division of Random House LLC, a Penguin Random House Company, New York
Umschlaggestaltung: Uno Werbeagentur, München
Coverfoto: © Getty Images / Yuri_Arcurs
Satz: Buch-Werkstatt GmbH, Bad Aibling
Druck und Bindung: GGP Media GmbH, Pößneck
KW · Herstellung: IH
Printed in Germany
ISBN 978-3-442-17629-8
www.goldmann-verlag.de

Besuchen Sie den Goldmann Verlag im Netz

Inhalt

Vorwort 11
Einleitung 22

1. Warum nehmen wir zu? 31
Übergewicht als globale Krise: Die Fakten 32
Die Kalorientheorie: Schnee von gestern 34
Babys brauchen keine Willenskraft 35
Alles eine Frage der Gene? 36
Überraschende Ursachen für Übergewicht 38
Die übergreifende Adipositas-Theorie 39
Überlebensmodus geht über »Stress« hinaus 41
Auslöser Nr. 1: Stark verfeinerte Lebensmittel 44
Auslöser Nr. 2: Umweltverschmutzung 51
Auslöser Nr. 3: Belastende Situationen 56
Schlank ohne Stress: Von Patienten erprobt 58

2. Die Nebennieren und ihr Einfluss auf das Körpergewicht 61
Die Nebennieren und die Gesundheit – ein alter Hut? 62

Der aktuelle Stand: Der hormonelle Eiertanz 64
Zur Sache: Das endokrine System 65
Die Nebennieren: Immer in Aktion 66
Chronischer Stress und die Nebennieren 76
Die Nebennieren und das Körpergewicht 79
Der entscheidende Fehler an normalen Diäten 82

3. Proteine oder Kohlenhydrate? Schluss mit der Dauerfehde 87
Kohlenhydrate: Verzicht ist auch keine Lösung 89
Mein Konzept: Zyklische Kohlenhydrataufnahme .. 94
Kohlenhydrate: Die Mischung macht's 97
Ballaststoffe und Fruchtzucker: Gute und
böse Kohlenhydrate 97
Proteine und Fette: Aller guten Dinge
sind drei 109
Essentielle und nicht essentielle Fette 112
»Schlank ohne Stress« im Praxistest 116
Bereit für den Neustart? 121

4. Friedensangebot an die Nebennieren 123
Nebennierengerechte Mahlzeiten 124
Abnehmen mit zyklischer Kohlenhydratzufuhr 127
Die richtige Portion für gute Proportionen 130
Die 1-2-3-Regel 136

Grundmenü für alle Fälle 138
  Die Wunschdiät 141
  Wo stehen Sie heute? 142

5. Selbsttest und Erste Hilfe 145

  Gestresst 147
  Überlastet 148
  Ausgelaugt 148
  Test: Wie steht es um Ihre Nebennieren? 150
  Was bedeutet das Gesamtergebnis? 153
  Einfache Maßnahmen für jedes Stresslevel 155
  Erfülltes Leben statt Überleben 170

6. Gestresst 173

  Was geschieht bei gestressten Nebennieren? 174
  Hinweise auf gestresste Nebennieren 178
  Hilfe für Gestresste 179
  Wie können Sie sich nebennierenfreundlicher
  ernähren? 180
  Reset für den Tag-Nacht-Rhythmus 183
  Reset für den Schlafrhythmus 186
  Tonika für gestresste Nebennieren 192
  Innere Ruhe durch Atemübungen 195
  Erfülltes Leben statt Überleben 200

7. Überlastet ... 201

Was geschieht bei überlasteten Nebennieren? ... 206
Hinweise auf überlastete Nebennieren ... 206
Hilfe für Überlastete ... 208
Wie können Sie sich nebennierenfreundlicher ernähren? ... 208
Reset für den Tag-Nacht-Rhythmus ... 211
Reset für den Schlafrhythmus ... 213
Tonika für überlastete Nebennieren ... 219
Innere Ruhe durch Meditation ... 221
Der perfekte Tag für Überlastete ... 225
Erfülltes Leben statt Überleben ... 226

8. Ausgelaugt ... 227

Was geschieht bei ausgelaugten Nebennieren? ... 230
Hinweise auf ausgelaugte Nebennieren ... 232
Hilfe für Ausgelaugte ... 234
Wie können Sie sich nebennierenfreundlicher ernähren? ... 236
Reset für den Tag-Nacht-Rhythmus ... 238
Reset für den Schlafrhythmus ... 240
Tonika für ausgelaugte Nebennieren ... 243
Innere Ruhe durch Atemübungen und Phantasiereisen ... 248

Der perfekte Tag für Ausgelaugte 251
Erfülltes Leben statt Überleben 252

9. Im Gleichgewicht 255
Was geschieht bei gesunden Nebennieren? 258
Hinweise auf gesunde Nebennieren 262
Das Geheimnis für stabile Gesundheit 262
Wie können Sie sich nebennierenfreundlicher
ernähren? 263
Reset und Erhaltung des Tag-Nacht-
Rhythmus 265
Friedlich schlafen 269
Tonika für gesunde, aktive Nebennieren 272
Innere Ruhe erzeugt weniger Stress 273
Der perfekte Tag für Gesunde 279
Erfülltes Leben statt Überleben 280

10. Ernährungsplan und Rezepte 283
Gut geplant ist halb gewonnen 284
Küchenarbeit leicht gemacht 289
Ein Beispielplan 290
Frühstücksideen und Säfte 299
Säfte 311
Saftrezepte 316
Noch mehr heilsame Säfte 318

Mittagsrezepte 321
  Abendgerichte – das große Schlemmen 333

Anhang 347
  Noch Fragen? 348
  Auf einen Blick: Schlank ohne Stress 359
  Danksagung 362
  Quellen 364
  Rezeptregister 374
  Sachregister 375

Vorwort

Wissenschaftlich betrachtet beruht Gewichtsabbau zu 80 Prozent auf Diät und zu 20 Prozent auf Bewegung. Nach 20 Jahren als Medizinerin bin ich anderer Ansicht. Mein Freund und Kollege, Dr. Alan Christianson, hat eine erheblich logischere Erklärung: Wenn jemand Schwierigkeiten hat, Übergewicht abzubauen, sind die normalen Hormonzyklen ausgehebelt, insbesondere für das Stresshormon Cortisol. Diese Erkenntnis führt dann auch zur richtigen Therapie, die Nebennierenrhythmus, Stresshormone und Cortisolausschüttung wieder ins Lot bringt.

Hier nimmt ein Arzt für Naturheilkunde seine Leser an die Hand und zeigt, wie man dieses Problem lösen und schlank werden kann. Vielleicht aber beschäftigt auch Sie zunächst die Frage: Woher kommt das? Alan erläutert exakt, aus welchem Grund unser Erbgut Fettaufbau als Überlebensstrategie betrachtet. Wer vor lauter Stress ständig unter Strom steht, aktiviert die Fettspeichergene und bringt den Kreislauf der Stresshormone gründlich durcheinander. Weniger Essen und mehr Sport helfen in diesem Fall nicht, weil dies die Überlebensreaktion nur noch mehr befeuert: Jetzt befürchtet der

Körper obendrein eine Hungersnot und drosselt sogleich den Stoffwechsel.

Dieses Schema kenne ich als berufstätige Mutter nur zu gut. Das Leben wird gern einmal mit einem Herd mit vier Kochstellen verglichen. Eine davon ist für die Familie zuständig, die zweite für die Freunde, die dritte für die Gesundheit und die vierte für die Arbeit. Es können aber nicht alle vier gleichzeitig in Betrieb sein. Um das Leben zu meistern, müssen drei der vier Kochstellen an sein. Wer besonders erfolgreich sein möchte, muss zwei der vier abstellen.

Zwischen 30 und 40 habe ich natürlich versucht, alle vier Flammen am Laufen zu halten. Damit habe ich meinen Körper auf Überleben programmiert. Das Resultat? Ich wurde fett, war mit den Nerven am Ende und sah grässlich aus. Möglicherweise ergeht es Ihnen gerade ähnlich. Dank meiner erstklassigen medizinischen Ausbildung sah ich schließlich genauer hin und begriff, was da biologisch aus dem Ruder gelaufen war. Ich hatte Glück und durfte ein Buch darüber schreiben, das prompt zum Bestseller wurde, *Die Hormonkur*. Während ich selbst gesund wurde und zehn Kilo abnahm, wurde mir bewusst, dass mein Körperfett in erster Linie auf Dauerstress und gestörten Nebennierenrhythmen beruhte. Nur deshalb lagerte ich Bauchfett ein wie eine irische Farmerin in der großen Hungersnot, die nicht weiß, woher sie die nächste Mahlzeit nehmen soll. Gleichzeitig fehlten mir

Glückshormone wie Serotonin, und bei meiner DNA und mir setzten vorzeitige Alterungsprozesse ein.

Die Wahrheit gehört auf den Tisch!

Die Wahrheit ist nicht zu leugnen und daher sehr befreiend, auch wenn sie einen anfangs frustriert – besonders, wenn man deshalb die eigenen Ernährungs- und Bewegungsgewohnheiten ändern muss. Das ist Dr. Alan Christiansons Spezialität. Wie ein Ritter in der glänzend weißen Rüstung des Arztkittels verrät er seinen Patienten – und nun auch seinen Lesern – die verblüffend wirkungsvolle Wahrheit, wie man einen Teller so anrichtet und das eigene Leben so gestaltet, dass der in die Irre gelaufene Stoffwechsel gesund wird.

Gleichzeitig ist Dr. Christianson stets der lebende Beweis für die Stichhaltigkeit seiner Aussagen.

Mein Besuch bei Dr. Christianson

Alan und ich begegneten uns erstmals vor vielen Jahren bei einer gemeinsamen Freundin, JJ Virgin. Zu diesem Zeitpunkt war Dr. Christianson ein angesehener Mediziner für Naturheilkunde (NMD), der sich auf natürliche Endokrinologie spezialisiert hatte und in Arizona praktizierte. Sein besonderes Augenmerk galt der Schilddrüse sowie den Nebennieren.

Vorwort

Er war mir derart sympathisch, dass ich ihn aufsuchte, als ich das nächste Mal für einen Vortrag nach Scottsdale kam. Mit der ihm eigenen Großzügigkeit holte Alan mich vom Flughafen ab und fuhr mich direkt in seine Praxis für Integrative Medizin, wo er mir intravenös Glutathion verabreichte. Sofort lebten meine Nebennieren neu auf. Nach meinem abendlichen Vortrag nahm mich Alans Familie freundlich auf. Ich bekam genau das Essen, das er in seinem neuen Buch beschreibt, aber weder Wein noch Kaffee. Nach acht Stunden Schlaf weckte mich der Duft frischer Eier mit Würstchen und Gemüse, die Alan zum Frühstück zubereitete, während seine Frau ihre Beingymnastik machte, um sich auf ein Fotoshooting für einen Schönheitswettbewerb vorzubereiten. Als ich hungrig in der Küche aufschlug, hatte er bereits eine zweistündige Wanderung für uns geplant – gefiltertes Wasser, Trekkingstöcke und ein nährstoffreiches Picknick standen schon parat. Auf seine Tourvorschläge reagierte ich erst einmal skeptisch: Wir konnten vier Stunden wandern und dann gleich zum Flughafen fahren, oder uns gemütliche zwei Stunden vornehmen, damit noch Zeit zum Essen bliebe. Ich wählte die zweite Option, und Alan führte mich auf einem beliebten Wanderweg durch die McDowell Mountains.

Diesen Besuch erwähne ich, weil sich darin Dr. Christiansons Weisheit widerspiegelt und wie er Gespräche einleitet. Alan schnürt ein so verlockendes Gesamtpaket, dass Menschen, die schnell abnehmen und ihren Zustand verbessern wollen, sofort darauf anspringen.

Gestatten Sie mir daher, die verschiedenen Elemente noch einmal einzeln darzulegen, die in seinen Augen zur Gesundheit der Nebennieren und zur Erhaltung eines gesunden Körpergewichts beitragen:

- Intravenös verabreicht zählt Glutathion zu den besten Antioxidantien und befreit den Körper vom Rost des modernen Lebens.
- Kein Alkohol. (Alan trinkt nur gelegentlich Alkohol, und Alkohol zehrt an den Glutathionspeichern.)
- Ein kohlenhydratarmes Frühstück unterstützt die natürliche Cortisolkurve.
- Die lange Wanderung sollte meine Glukosesensitivität verbessern, mit deren Hilfe der Körper den Zuckerspiegel ausbalanciert. Ich neige nämlich morgens zu erhöhter Cortisolausschüttung (über dem Idealwert), und durch langsame Dauerbelastung verbessert sich der morgendliche Nebennierenrhythmus. Noch interessanter daran ist, dass ich solche mindestens dreistündigen Einheiten in Form von Wandern oder Radfahren laut Alan nur ein paar Mal pro Monat brauche.
- Trekkingstöcke verbessern nicht nur Gleichgewicht und Trittsicherheit, sondern entlasten insbesondere bergab Ge-

lenke und Beinmuskulatur. Bergauf verlagert man einen Teil des Gewichts auf Schultern, Arme und Rücken, wodurch die Unterschenkel nicht so stark ermüden und ein schwungvollerer Aufstieg möglich wird. Insgesamt können Trekkingstöcke die Kompressionskraft auf die Knie um bis zu 25 Prozent verringern.

Zum Glück müssen Sie für Alans Programm nicht bis nach Phoenix reisen – Sie halten den Schlüssel zu seinem Reich bereits in den Händen.

So kann Dr. Alan Christianson Ihnen helfen

In meiner Praxis für funktionelle Medizin haben erfahrungsgemäß etwa 90 Prozent der Patienten ein Cortisolproblem. Das ist nicht zu unterschätzen, denn Dr. Christianson zufolge ist ein ungünstiges Cortisolprofil laut der Whitehall-II-Studie von 2011 sogar gefährlicher als Rauchen.

Cortisol übernimmt im Stoffwechsel eine bestimmte Rolle. Da es sich um eine katabole Substanz handelt, kann ein zu hoher Cortisolspiegel zu Verschleiß führen. Dies wiederum lässt uns zunehmen und erhöht das Verlangen nach Zucker. Die Nebennieren vollführen einen Eiertanz, um das Körpergewicht zu erhalten, und bei zu hohem Cortisolspiegel gerät der Rhythmus aus dem Takt.

Was kann man dagegen tun? Alan hat eine Methode gefunden, mit der sich das Blatt wenden lässt. Wenn die Cortisolkurve erlahmt, weil die erschöpften Nebennieren nicht mehr in der Lage sind, zwischen dem normalen morgendlichen Hoch und dem nächtlichen Tief zu pendeln, besteht der erste Schritt in einem kohlenhydratarmen Frühstück. Abends sollte man langsam verdauliche Kohlenhydrate zu sich nehmen (zum Beispiel Yams), damit das Cortisol zur Ruhe kommt. So wird ein erholsamer Schlaf eingeleitet, in dem der Körper die tagsüber aufgelaufenen Belastungen abbauen und Schäden reparieren kann.

Ein nahrhaftes Frühstück

Ich bevorzuge ein solides, proteinreiches Frühstück, das Energie für den ganzen Tag liefert. Damit geht es mir einfach besser. Dank Alans Buch ist mir heute bewusst, welchen Einfluss das Frühstück auf meine Cortisolkurve nehmen kann. Und dass man mit Kaffeekonsum bis in den Nachmittag bereits die Energie des nächsten Tags anknabbert. Jeder Tag sollte in sich abgeschlossen sein.

Ein gesundes Frühstück besteht aus Vollkornflocken mit fettarmer Milch und einem Glas Orangensaft? Ja, das haben wir alle schon einmal gehört. Dummerweise wird ein solches Frühstück weitgehend in Triglyzeride umgewandelt, was zu

Cortisolproblemen beiträgt. Über kurz oder lang steht man dann (wie ich) mit ausgebrannten Nebennieren da.

Warum alte Wahrheiten nicht mehr gelten

Bei vielen Menschen versagt bekanntlich das alte Modell, in dem man den Kalorienverzehr gegen den Kalorienverbrauch aufrechnet. Dafür gibt es unterschiedliche Gründe, die man sich näher ansehen sollte. Auch bei Nichtdiabetikern kann eine eingeschränkte Insulinsensitivität und Insulinresistenz vorliegen (die Zellen reagieren nicht mehr angemessen auf Insulin, so dass der Körper mehr Insulin erzeugt), und es kommt zu Blutzuckerspitzen. Damit beginnt der Teufelskreis: Die Nebennieren springen an, um den Blutzucker auszugleichen, und das Cortisol gerät außer Kontrolle. Es vermittelt dem Körper: »Hey, du hast ein Problem, speichere mal Fett für schlechte Zeiten.« Und schon legt man zu.

Dieses Buch ist auch für Menschen, die bei einem normalen Körpergewicht zu viel Fett eingelagert haben, so genannte »dicke Dünne«. Im T-Shirt sehen sie gut aus, aber der Bauch ist reiner Wackelpudding. Ich will niemandem Angst machen, doch die Mortalitätsrate der dicken Dünnen liegt doppelt so hoch wie bei fettleibigen oder übergewichtigen Menschen.

Eine gestörte Nebennierenregulierung hat schulmedizinisch keinen Krankheitswert, und viele Ärzte lassen sich hierzu gar nicht erst auf Diskussionen ein. Die Nebennieren sind entweder gesund oder krank – dazwischen gibt es nichts. Dabei belegen zahllose Studien, dass die Nebennieren und ihre Funktionen in diesem Zwischenstadium mit Problemen wie Fettleibigkeit, hohem Blutzucker und Insulinresistenz einhergehen.

Dr. Christianson kann Daten vorlegen

Im vergangenen Jahr hat Dr. Christianson seine Theorien an 42 Freiwilligen im Durchschnittsalter von 45 Jahren, darunter 88 Prozent Frauen, überprüft. Nach 30 Tagen ließen sich allein durch die Diät folgende Ergebnisse festhalten:

- Gewichtsabbau: vier Kilogramm,
- Körperfett: zwei Prozent weniger,
- Taillenumfang: fünf Zentimeter weniger,
- messbare Verbesserung des Nebennierenrhythmus, nachweisbar über viermalige bzw. ganztägige Cortisolmessung.

Das Hauptziel ist eine gesunde Cortisolkurve im Tagesverlauf. Wer die besitzt: Herzlichen Glückwunsch. Wenn das Cortisol morgens zu stark in die Höhe schnellt, muss die Glykogensensitivität verbessert werden (also wie man Glukose speichert). Mitunter beruht eine übertriebene Cortisolausschüttung am Morgen auch darauf, dass die Nebennieren zu intensiv an der

Glukogenese arbeiten, also der Erzeugung von Glukose aus anderen Nährstoffen als auch Kohlenhydraten. Hier greifen Alans Diätvorgaben. Auch Bewegung hilft. Mäßig anstrengendes Ausdauertraining (langsam, aber über größere Strecken) ist zwar zeitraubender als kurze, intensive Trainingseinheiten, aber ein paar Mal im Monat sollte man einige Stunden Radfahren oder Wandern.

Ich habe es bereits erwähnt: Mein schlimmster Feind war ich selbst, weil ich auf allen vier Flammen gleichzeitig kochen wollte. Dann aber betrachtete ich mich selbst als Patientin und wendete mein Wissen an. Alan wiederum war ein dickes Kind. Als er es satthatte, so eingeschränkt in seiner Bewegung zu sein, nutzte er seine große Intelligenz und las Dutzende Bücher zu Ernährung und Fitness, verzichtete auf Zucker und bewegte sich mehr. Als Erwachsener studierte er Medizin, stellte aber fest, dass die Schulmedizin auch nicht alles beantworten konnte. Schließlich spezialisierte er sich auf Naturheilkunde und setzte seinen Wissensdurst, seine Ausbildung und seine Erfahrung in ein gut durchdachtes Konzept um, mit dem man lernen kann, wie man sich gesund essen und zugleich Gewicht abbauen kann. Dieses Konzept können Sie nun hier nachlesen und damit auf gesunde Weise schlank werden.

Dr. med. Sara Gottfried
Berkeley, Kalifornien

Sara Gottfried, MD, ist eine der führenden Kapazitäten zur Neujustierung der Hormone durch studiengestützte Kombinationen aus moderner Medizin und überlieferten Traditionen. Ihr Buch Die Hormonkur: So bringen Sie Ihren Hormonhaushalt natürlich ins Gleichgewicht *ist 2014 in deutscher Übersetzung erschienen.*

Einleitung

Seit Jahren kämpfen Sie um Ihre Gesundheit. Obwohl Sie sich größte Mühe geben, macht Ihr Körper nicht mit. Sie haben viele Diäten und Bewegungsprogramme ausprobiert, aber nichts hat geholfen. Die Ratschläge der Fachleute sind häufig widersprüchlich. Manche sagen, man solle weniger Zucker essen. Andere raten zu mehr Bewegung und weniger Sitzen. Viele führen Übergewicht auf eine schwache Persönlichkeit zurück.

Wir schreiben das Jahr 1879, und es geht um Tuberkulose.

Als wäre es nicht schlimm genug, krank zu sein, leiden die Patienten obendrein unter Schuldgefühlen. Man hat ihnen eingeredet, sie würden gesund werden, wenn sie sich mehr bemühen würden und nicht so faul wären. Sie müssten »bessere Gedanken« entwickeln, bestimmte Lebensmittel meiden und spezielle Übungen durchführen. Wer davon nicht gesund wird, zweifelt nicht etwa an der Kompetenz der behandelnden Ärzte, sondern eher an sich selbst – man hat sich nicht genug bemüht.

Viele Jahre, bevor man mehr über Tuberkulose wusste, glaubten Wissenschaftler wie Benjamin Marten, dass die Krankheit nicht charakterabhängig sei, sondern durch »wundersam (winzige) lebende Kreaturen«[1] verursacht werde. Wie Tuberkulose schrieb man damals auch andere Krankheiten wie Lepra, Pocken oder Krebs dem Charakter zu. Heute sind wir in einer ähnlichen Situation, denn der Stand der öffentlichen Meinung hinkt der Wissenschaft hinterher. Obwohl längst nachgewiesen ist, dass Übergewicht ebenso wenig auf Charakterschwäche beruht wie Tuberkulose, wird nach wie vor gern dem Opfer die Schuld zugeschoben. Das ist nicht nur verletzend, sondern verhindert zugleich nachhaltige Veränderungen.

Noch immer herrscht vielfach die Ansicht vor, dass Körpergewicht darauf beruht, ob die zugeführten Kalorien auch verbraucht werden. Wer nicht abnehmen kann, bemüht sich eben nicht genug darum, isst zu viel und bewegt sich zu wenig. Selber schuld! Viele beliebte Slogans, Schlagzeilen und Buchtitel im Sinne von »Weniger essen, mehr bewegen« oder »Esst dies, nicht das« nähren solche Auffassungen.

Für einen großen Teil der Bevölkerung entspricht diese Denkweise jedoch nicht dem aktuellen Stand der Forschung. Die tatsächliche Situation ist weitaus spannender: Inzwischen wissen wir, dass der Umgang des Körpers mit der Nahrung davon abhängt, ob es uns gut geht oder ob wir auf Überlebensmodus umgeschaltet haben. Die Umschaltung findet in kleinen Drüsen statt, den Nebennieren. Sie steuern, ob wir entspannt leben, Fett verbrennen und genug Energie haben, oder ob wir Fett einlagern und immer schlapper werden, weil wir offenbar um unser Leben fürchten müssen. Stark verarbeitete Lebensmittel, Umweltgifte und Alltagsstress können dazu beitragen, dass wir auf Überlebensmodus umschalten. Der taugt jedoch nur dazu, kurzfristige Krisen zu überstehen. Wenn wir zu lange in dieser Stoffwechsellage verharren, nehmen wir zu, altern schneller und sterben früher.

Ich kann mich lebhaft daran erinnern, wann mein Schalter umgelegt wurde. Ich war in der zweiten Klasse und davon überzeugt, dass Schokoladenkekse zu den wenigen Lichtblicken meines Lebens zählten. Meine Familie war gerade aus beruflichen Gründen in einen Ferienort in Nordminnesota umgezogen. Eines Tages gelang es mir, eine Handvoll frisch gebackener Schokokekse aus der Küche zu schmuggeln. Ich weiß noch genau, wie nach drei Keksen auf einmal die Trauer über den noch frischen Umzug verging. Fünf Jahre lang nahm ich unablässig zu – bis zu einem denkwürdigen Tag in der siebten Klasse. In der Umkleidekabine beim Sport diskutierten meine Mitschüler darüber, wer aus der Klasse die größten Brüste hätte. Einer von ihnen nominierte mich. Ich wusste längst, dass er Recht hatte, doch bis dahin hatte ich noch gehofft, dass es den anderen nicht aufgefallen war.

Nach diesem peinlichen Tag *musste* ich etwas ändern. Ich las mich quer durch die Bibliothek. Die meisten Bücher waren über Diät und Sport, manche aber auch über Gesundheit

Einleitung

und Medizin. Nachdem ich viele Methoden ausprobiert hatte, wurde mir einiges klar. Zum Beispiel lernte ich, dass Diäten oder zu viel Sport mich nur noch hungriger machten. Auf Zucker und Brot konnte ich problemlos verzichten – aber nur, wenn ich sie vollständig aufgab. Meine Eltern bestellten mir Proteinpulver über den Versandhandel, das ich zum Frühstück zu mir nahm. Mit Atemtechniken aus dem Yoga waren die Veränderungen leichter durchzuhalten. Im folgenden Jahr ging es mit meinem Gewicht zur Neige. Bald konnte ich nicht nur wieder Sport treiben, sondern gehörte sogar zu den besseren Sportlern in der Schule. Meine Lebensfreude stieg deutlich an, und ich fühlte mich rundum gesund.

Jahre später zeigte mir ein Hausbrand, wie leicht man dieses gute Gefühl verlieren kann. Meiner Familie war nichts passiert, aber wir verloren alle unsere Tiere und unseren gesamten Besitz. Um meinen Beitrag zu leisten, damit wir wieder auf die Beine kamen, arbeitete ich jede freie Minute in einem Restaurant. Mein Stresslevel war hoch, ich hatte ständig Zugang zu ungesunden Lebensmitteln und keine Zeit mehr für Sport. Bald hatte ich über zehn Kilo zugenommen und war völlig aus den Fugen geraten.

Prompt verfiel ich in Teenagerpanik und begann die nächste Diät. Diesmal jedoch nahmen meine Bemühungen extreme Formen an. Ich aß nur noch eine kleine Auswahl an Lebensmitteln in sehr geringer Menge. Stellen Sie sich einen jungen

Mann vor, der täglich mit ein wenig rohem Gemüse zur Schule geht, arbeitet und im rauen Winter von Nordminnesota jeden Tag sechs bis zehn Meilen im Freien joggt.

Natürlich nahm ich ab, aber darunter litt meine Gesundheit, und ich bekam Depressionen. Wieder waren Bücher meine Rettung. Besonders gut erinnere ich mich an das Lehrbuch für Naturmedizin von Michael Murray, einem Arzt für Naturheilkunde. (Damals konnte ich nicht ahnen, dass ich viele Jahre später so gut mit Dr. Murray befreundet sein würde, dass ich für die neunte Ausgabe seines Buches neue Abschnitte beisteuern würde.)

Dr. Murrays Buch lehrte mich, dass ich eine ausgewogenere Ernährung mit mehr Kalorien, ausreichend Proteinen, gesunden Fetten und mehr Mineralstoffen benötigte. Davon profitierte nicht nur meine Gesundheit, sondern ich entwickelte auch neues Interesse an der Medizin. Es wurde mir immer wichtiger, mehr über Ernährung zu lernen, um eines Tages anderen so zu helfen, wie dieses Wissen mir geholfen hatte. Als ich eine medizinische Fakultät entdeckte, an der Ernährung ein zentrales Thema war, schien mein Traum wahr zu werden. Mein Interesse an dem Zusammenspiel zwischen Hormonen und Übergewicht entstand während meines praktischen Jahrs, als ich mit einer ganz besonderen jungen Frau zu tun hatte.

Jamie war damals 16, und ihr drohte der Zwangsverweis von der Highschool. Sie war ein kluges, fleißiges Mädchen,

Einleitung

kam aber vor Schmerzen und Müdigkeit kaum noch aus dem Bett. Nach einer schweren Grippe im Jahr zuvor war sie nicht wieder richtig gesund geworden. Ihr Gewicht schnellte in die Höhe. Alle Muskeln taten ihr weh. Fibromyalgie galt damals noch nicht als echte Diagnose, aber ein Arzt kam dennoch auf diese Idee. Allerdings kannte man dagegen kein Heilmittel.

Mein Oberarzt gestattete mir, anhand von Jamies Krankenakte die medizinische Forschungsbibliothek zu durchforsten. So gelang es mir, ein paar Puzzlesteinchen zusammenzufügen: Jamies Symptome ähnelten denen einer Schilddrüsenunterfunktion; ihre Mutter und Großmutter hatten darunter gelitten. Die anderen Ärzte meinten, dies könne bei Jamie nicht der Grund für ihre Symptome sein, weil ihre Schilddrüsenwerte normal waren. Ich fand jedoch Studien, denen zufolge die üblichen Schilddrüsenfunktionstests im Frühstadium der Erkrankung mitunter versagen.

Meine Vorgesetzten führten also genauere Tests durch, die bestätigten, dass bei Jamie eine Schilddrüsenerkrankung vorlag. Dank der entsprechenden Behandlung konnte Jamie wieder zur Schule gehen und ihren Abschluss schaffen. Die Medikamente unterstützten einen ersten Gewichtsabbau, doch um ihr wieder zu Normalgewicht zu verhelfen, waren weitere Tests erforderlich. Ich stellte fest, dass die Schilddrüsenfehlfunktion ihre Nebennieren beeinträchtigt hatte. Darauf war ich gekommen, weil ihr Blutdruck häufig so niedrig war, dass

Einleitung

ihr schwindelig wurde. Außerdem zeigte sie ein auffälliges Verlangen nach Salz. Beides sind Hinweise auf eine gestörte Nebennierentätigkeit. Nachdem wir dieses Problem entlarvt hatten und ihr zu einem optimalen Hormonstatus verhelfen konnten, ging es ihr wieder richtig gut. Jamies Rückkehr ins aktive Leben überzeugte mich noch mehr davon, dass viele rätselhafte Erkrankungen hormonelle Ursachen haben.

Heute ist Jamie erwachsen, hat ein Studium absolviert und eine wunderbare Familie. Für mich gibt es nichts Wichtigeres, als Menschen wie Jamie dabei zu helfen, ihre Gesundheit und ihr Lebensglück zurückzuerobern.

Das Buch, das Sie jetzt in den Händen halten, beruht auf einem frustrierten Kind, auf jahrzehntelanger Forschung und auf über 75 000 Gesprächen mit Patienten.

Das Besondere an meiner Nebennierendiät ist, dass hier keine Nährstoffgruppe verteufelt wird. Zu wenig Nahrung und zu viel Sport können sogar dick machen! Nahrung ist unser Heilmittel, nicht unser Feind. Mein Ansatz hilft und unterstützt Sie nicht nur beim Abnehmen, weil er einige Grundaspekte berücksichtigt:

- *Kohlenhydrate sind nicht verboten.* Man nimmt sie jedoch gezielt zu bestimmten Tageszeiten zu sich. Dadurch werden die Auswirkungen stark verfeinerter Lebensmittel auf die Bauchfettdepots rückgängig gemacht.

- *Ein regelmäßiger Tagesablauf* fördert den gesunden Schlaf und unterstützt die Leber bei der Gewichtskontrolle.
- *Mehr Klarheit durch 5-Minuten-Rituale,* die den Dauerdruck (Stress) daran hindern, das Gehirn zu beeinträchtigen und den Appetit zu heben.

Damit kommen wir zum wichtigsten Teil dieser Geschichte, nämlich zu Ihnen, liebe Leser. Ganz egal, wie lange Sie schon mit Ihrem Gewicht kämpfen und wie viele erfolglose Diäten Sie hinter sich haben – *es ist nicht Ihre Schuld.*

Es mangelt Ihnen weder an Willenskraft noch an Mut. Sie sind weder schwach noch gefräßig. Stark verarbeitete Nahrung, Umweltverschmutzung und Dauerstress haben Ihrem Körper zugesetzt, und er versucht nach Kräften, Ihr Überleben zu sichern. Denn er weiß es nicht besser! Bald werden Sie verstehen, woher das kommt, und wie Sie sanft vom Überlebensmodus zum Gesundheitsmodus übergehen können.

Jeder Mensch möchte seinen Teil zur Welt beisteuern, doch wenn die Gesundheit nicht mitspielt, ist das schwer. Ich weiß, wie berauschend es ist, nach langem Kampf wieder voll im Leben zu stehen und einfach das zu tun, was einem wichtig ist. Was würden Sie tun, wenn Sie nichts mehr davon abhält? Lassen Sie es drauf ankommen!

Alan Christianson, NMD

1.

Warum nehmen wir zu?

Zu meinen wertvollsten Besitztümern zählt eine Ausgabe des *TIME Magazine* aus dem Juli 1969. Die Titelstory berichtet über die historische Mondlandung von Apollo 11, und auf dem wichtigsten Bild sieht man Hunderte von Menschen zusammenstehen, die beim Abheben der Rakete den Blick zum Himmel richten. Als ich dieses Foto vor Kurzem wieder einmal betrachtete, kam mir daran etwas komisch vor. Nach mehrmaligem Hinsehen begriff ich den Grund dafür: Die Leute waren alle auffällig schlank. Die Beobachter waren vor allem Männer, dem Aussehen nach mehrheitlich Anfang 40.

In den 1960er Jahren wog ein männlicher Amerikaner zwischen 40 und 45 im Durchschnitt 76,6 Kilogramm. Im Jahr 2000 lag das Durchschnittsgewicht hingegen bei 89,9 Kilogramm. Ein Unterschied von über 13 Kilo.[1] Eine ähnliche Zuschauermenge würde heute also deutlich anders aussehen.

Übergewicht als globale Krise: Die Fakten

2010 hatten sich diese Zahlen erneut erhöht – über 69 Prozent der erwachsenen Amerikaner galten als übergewichtig oder fettleibig. Für Deutschland und Europa werden vergleichbare Entwicklungen gemeldet. Seit Beginn der 1970er Jahre ist die Zahl der übergewichtigen und adipösen Erwachsenen weltweit im Steigen begriffen. Zwischen 1980 und 2008 hat sie sich verdoppelt. *Schätzungen zufolge gelten mittlerweile 1,4 Milliarden Erwachsene auf der Welt als übergewichtig.* Erstmals in der Geschichte der Menschheit liegt die Zahl der Todesfälle durch Erkrankungen, bei denen Übergewicht eine Rolle spielt, in der Statistik der Todesursachen an der Spitze, noch vor Mangelernährung und Infektionskrankheiten.

Zusätzlich scheinen die Prognosen für künftige Kosten durch chronische Krankheiten die globale Wirtschaft massiv zu beeinträchtigen. Weltweit rechnen Fachleute mit einem Aufwand von mehr als 30 Billionen Dollar durch übergewichtsbedingte Erkrankungen. Zum Vergleich: Die Anschläge vom 9. September auf die USA und die nachfolgenden Kosten für die Kriege im Irak und in Afghanistan werden mit rund fünf Billionen Dollar beziffert.[2]

Ohne jeden Zweifel nehmen die Menschen schneller zu denn je. Aber wie kommt das? Die aktuelle Medizinforschung hat plausible Antworten ergeben, doch leider beruhen die Überzeugungen der öffentlichen Meinung und der Mehrheit der politisch Verantwortlichen zum Thema Übergewicht auf Theorien, die sich mittlerweile als falsch erwiesen haben. Allgemein herrscht die Auffassung vor, Übergewicht entstehe durch die Kombination aus zu vielen Kalorien, Willensschwäche und ungünstigen Genen. Ganz so einfach ist es jedoch nicht.

Die Kalorientheorie: Schnee von gestern

Beginnen wir mit dem Kalorienmodell, das in seiner Einfachheit natürlich bestechend ist: Menschen nehmen zu, weil sie mehr Kalorien essen, als sie verbrennen. Das Kalorienmodell beschreibt korrekt, was gesunden Menschen unter kontrollierten Bedingungen widerfährt. Es erklärt jedoch nicht, was geschieht, wenn ein gestresster Körper auf Überlebensmodus umschaltet. Entwicklungsgeschichtlich betrachtet beruhte Stress früher stets auf unmittelbarer Gefahr: einem Raubtier, das uns bedroht, oder zu wenig Nahrung. Bei Stress achten unsere Gene also darauf, dass Nahrung möglichst in Form von Fett eingelagert und nicht verbrannt wird.

Und selbst wenn es stimmt, dass dickere Menschen einfach mehr essen als andere, erklärt dies nicht, weshalb die Menschen seit einigen Jahren plötzlich mehr essen denn je. Das Kalorienmodell beschreibt bestenfalls die Situation, weiß aber nicht den Grund dafür – vergleichbar mit der Aussage: »Menschen in der Dritten Welt verdienen weniger«, die auch keine Erklärung für die Armut auf der Welt liefert.

Babys brauchen keine Willenskraft

Traci Mann ist Psychologieprofessorin an der Universität Kalifornien, Los Angeles (UCLA). Sie hat 31 Langzeitstudien ausgewertet, um die Dauerwirkung kalorienbasierter Diätprogramme zu evaluieren. Dabei stellte sie fest, dass selbst unter der Minderheit derer, die damit tatsächlich abnahmen, *83 Prozent nach vier Jahren schwerer waren als vor der Diät*. Mehr als die Hälfte von ihnen lagen zu diesem Zeitpunkt mindestens fünf Kilo *über* ihrem Ausgangsgewicht.[3] Wenn es lediglich um die Frage der Selbstdisziplin ginge, wie konnten dann diejenigen, die ausreichend Disziplin hatten, um Gewicht abzubauen, hinterher so viel zulegen?

Bei fehlgeschlagenen Diätversuchen gehen viele oder womöglich die meisten Leute davon aus, dass sie zu willensschwach wären und sich nicht intensiv genug bemüht hätten. Bei Erwachsenen führt man das Gewicht auf das Ergebnis bewusster Entscheidungen zurück. Bei Säuglingen oder Tieren käme wohl kaum jemand auf diese Idee. Wenn ein Baby nach der Flasche schreit – hat es Hunger, oder ist es genusssüchtig? Und was ist mit wilden Tieren? Ist Übergewicht hier tatsächlich eine Frage des Willens? Doch der Anteil schwergewichtiger bis krankhaft fettleibiger Säuglinge und Kleinkinder hat sich in den letzten zehn Jahren vervielfacht und steigt weiterhin rasant an. Erstmals in der Geschichte sind Kinder schon mit sechs Monaten krankhaft fett, obwohl sie weder andere Nahrung bekommen als früher noch größere Mengen.[4]

Der Siegeszug der Adipositas betrifft keineswegs nur den Menschen. 2010 wertete David Allison mit seinem Team bei 20 000 Tieren – darunter Makaken, Schimpansen, Meerkatzen, Seidenäffchen, Laborratten und -mäuse, wilde Ratten, Haushunde und Hauskatzen – die Gewichtsveränderungen der letzten Jahrzehnte aus. Manche lebten wild, andere waren Haustiere, wieder andere erhielten exakt bemessenes Futter. Bei allen untersuchten Spezies hatte das Übergewicht mittelalter Tiere zugenommen. Besonders schockierend waren die Veränderungen unter unseren nächsten Verwandten. Bei männlichen wie weiblichen Zooschimpansen war das Gewicht pro Jahrzehnt um 33,2 beziehungsweise 37,2 Prozent angestiegen – trotz kontrollierter Nahrungszufuhr und Aktivität.[5] Angesichts derart erschreckender Ergebnisse ist die Behauptung, Übergewicht beruhe auf Willensschwäche, an den Haaren herbeigezogen.

Alles eine Frage der Gene?

Eine weitere verbreitete Überzeugung ist, dass Übergewicht genetisch bedingt ist. Wissenschaftlich betrachtet hat sich der menschliche Körper in den letzten 200 000 Jahren kaum verändert. Allerdings bestand früher eine größere Gefahr, durch Mangelernährung und Hungerzeiten abzunehmen. Einen globalen Gewichtszuwachs über verschiedene Spezies hinweg gab es bisher noch nie. Selbst wenn in der Vergangenheit einzelne Menschen stark zugenommen haben, waren dies allenfalls privilegierte Schichten. Wie logisch ist also ein Einfluss der Gene auf das Körpergewicht?

Die Gene können daran Anteil haben, dass der eine mehr zunimmt als der andere, doch die familiäre Veranlagung allein erklärt nicht, weshalb die Menschheit auf der ganzen Welt zunimmt und viele andere Lebewesen ebenfalls. Eine mögliche Erklärung liefert die Epigenetik, ein Wissenschaftszweig, der die Wechselwirkungen zwischen unseren Genen und unserer Umwelt erforscht. Diesbezügliche Untersuchungen legen nahe, dass nicht die Gene selbst schuld sind. Problematisch erscheinen vielmehr die genetischen Reaktionen auf die Einwirkungen der modernen Welt. Im Laufe der Lektüre werden daher verschiedene Schritte vorgestellt, mit denen wir uns diesen negativen Einflüssen der Moderne widersetzen und unsere Gene wieder auf ihren Ausgangsstatus zurücksetzen können.

Überraschende Ursachen für Übergewicht

Wenn die weltweite Gewichtsexplosion nun also nicht auf zu viele Kalorien, individuelle Verantwortungslosigkeit oder »schlechte Gene« zurückzuführen ist – was ist dann der Grund? Um diese Frage zu beantworten, müssen wir überlegen, was sich in diesem Zeitraum noch geändert hat. Viele Fachleute haben eigene Thesen dazu aufgestellt und erste Antworten gefunden. Zunächst einmal ist unsere Welt in den letzten Jahrzehnten deutlich giftiger, lauter und turbulenter geworden. Unsere Nahrung enthält mehr Zucker, weniger Ballaststoffe und weit mehr Chemie als früher. Wir verbringen weniger Zeit im Freien und schlafen weniger, nehmen mehr Medikamente, sind finanziell weniger gut abgesichert und haben weniger Freunde.

Bisher ist unklar, welcher dieser Faktoren am kritischsten ist, doch grundsätzlich besteht Einigkeit, dass das zunehmende Übergewicht auf bestimmte Kombinationen dieser Elemente zurückgeht. Da jedes davon nachweislich mit Fettleibigkeit in Verbindung steht, fixieren sich viele Wissenschaftler auf nur eine Ursache.

Während ich mich als Arzt immer tiefer in diese Materie einarbeitete, wurde mir bewusst, dass eine sinnvolle Antwort auf die Adipositas-Epidemie alle möglichen Auslöser berücksichtigen müsste. (Vereinfacht ausgedrückt sind diese Auslöser stark verarbeitete Lebensmittel, Umweltgifte und der allgemeine Druck.) Es musste etwas geben, was sie alle gemeinsam hatten. Außerdem kam mir der Gedanke, dass es eine gemeinsame Wirkungskette geben könnte, die auf verschiedene Auslöser jeweils mit Gewichtszunahme reagiert.

Die übergreifende Adipositas-Theorie

Wo war der rote Faden, der alle oben genannten Faktoren verbindet? Bei der Beschäftigung mit der Frage, wie Übergewicht und die Nebennierenhormone zusammenhängen, fiel es mir eines Tages wie Schuppen von den Augen. Die Nebennierenhormone betätigen sozusagen den Schalter, der entscheidet, ob Kalorien im Bauch gespeichert oder in den Muskeln verbrannt werden. Steht dieser Schalter – vereinfacht ausgedrückt – auf »Fett«, dann wandern die Kalorien in die Fettzellen und lassen sie anschwellen. Das ist nicht gut. Steht der Schalter auf »Energie«, dann wandern sie in die Muskeln und werden dort in Energie umgewandelt. Das ist gut. Doch wie kommen die Nebennieren auf die Idee, dem Körper das Signal zur Bauchfettproduktion zu geben?

Sie wollen uns beschützen! Wenn wir in Gefahr sind,

müssen die Muskeln in der Lage sein, schnell große Mengen Energie zu verbrennen, damit wir weglaufen oder kämpfen können. Muskeln, die gerade Energie speichern müssen, können diese nicht verbrennen – also werden die Kalorien abgewiesen. Sie müssen aber irgendwo hin, und weil »Gefahr« früher häufig mit Nahrungsknappheit einherging, nimmt das Bauchfett die überschüssigen Kalorien bereitwillig auf und speichert sie. Das ist der Überlebensmodus, der uns zunehmen lässt, weil die Kalorien nicht in die Muskeln, sondern in die Fettzellen fließen.

Im Überlebensmodus bevorzugen die meisten Menschen Lebensmittel mit hohem Zucker-, Salz- und Fettanteil. So gepolt nehmen wir nicht nur zu, ganz gleich, was wir essen, sondern wollen auch mehr essen, und zwar ausgerechnet das, was uns noch schneller dick macht.

Es gibt jedoch eine Art Schalter im Körper, der ähnlich funktioniert wie ein Lichtschalter. Ich stelle ihn mir gern als den »Fettschalter« vor. Im Überlebensmodus ist er aktiv. Meine Diät zeigt Ihnen, wie man die Nebennieren mit ganz normalen Lebensmitteln besänftigen und den Fettschalter nachhaltig abstellen kann. Der Überlebensmodus lässt sich gut nachvollziehen, wenn man mehr darüber weiß.

Überlebensmodus geht über »Stress« hinaus

An Stress denken wir, wenn wir das Gefühl haben, emotional unter Druck zu stehen – eine Reaktion auf zu viele Ansprüche und Aufgaben, die im heutigen Lebenstempo erledigt sein wollen. Die ursprüngliche Definition des Wortes Stress umfasste jedoch alles, was bei einem Tier den Überlebensmodus in Gang setzt. Hierzu zählen auch körperliche und umweltbedingte Stressoren, ungünstige Ernährung und psychische Faktoren. Mit einem derart umfassenden Stresskonzept begreift man leichter, wie viele verschiedene Punkte hier im Einzelfall zusammenkommen und unseren Körper zur Fetteinlagerung drängen.

Jedes Tier kann das eigene Körpergewicht innerhalb eines bestimmten Rahmens halten, sogar unabhängig davon, ob es mehr oder weniger frisst. Diese Fähigkeit wird vor allem über die Nebennieren gesteuert. Unter Stress schütten die Nebennieren Cortisol aus. Wie dieses Cortisol auf Gehirn, Leber und Bauchfett wirkt, hängt davon ab, ob aktuell der Überlebensmodus oder der Gesundheitsmodus eingeschaltet ist. Im Überlebensmodus bremst das Cortisol uns aus – wir lagern Fett ein. Im Gesundheitsmodus essen wir, wenn wir Hunger haben, und der Körper kann den Stoffwechsel auf einem gesunden Gewicht einpendeln, auch wenn es mal stressig wird.

Sobald wir jedoch in den Überlebensmodus verfallen, ändert sich alles, und wir neigen vermehrt zu Gewichtszunahme. Erst wenn der Nebennierenrhythmus in dieser Form unterbrochen ist, macht Stress dick.

Aber warum nimmt man ausgerechnet unter Dauerstress zu? In den letzten 200 000 Jahren haben unsere Gene festgestellt, dass unangenehme Dinge nicht in Zeiten der Fülle vorkommen. Stress ging auf Gefahr, Hungersnot oder beides zurück. Menschen, die in Krisenzeiten Fett speicherten, konnten besser überleben als andere – sie blieben am Leben, bekamen Kinder und konnten ihre Gene an ihre Nachkommen vererben, also an uns.

Wenn die Nebennieren Dauerstress signalisieren, bereitet sich der Körper auf Hungerzeiten vor, verbrennt weniger Kalorien und lagert rund um die Organe Fett ein, das *viszerale Fett* (Bauchfett). Für den Körper ist das viszerale Fett wie ein Bündel Geldscheine unter der Matratze. Das ist die Reserve, auf die der Körper in der Krise am sichersten zugreifen kann. Das Fett auf den Hüften, an den Oberschenkeln und unter der Haut hingegen ist *subkutanes Fett* (Unterhautfett). Es gleicht eher längerfristigen Pfandbriefen – eine sichere Energiequelle, auf die man jedoch keinen prompten Zugriff hat.

Ein Körper im Überlebensmodus lagert bei gleicher Kalorienaufnahme mehr viszerales Fett ein als ein ungestresster Körper. Stress lässt uns dabei nicht die Wahl, ob wir lieber mehr harmloses Unterhautfett bilden möchten, sondern bevorzugt die Bildung von gefährlichem Eingeweidefett. Für den Körper ist das eine logische Entscheidung, denn in Krisenzeiten braucht er diese Art Fett. Gleichzeitig halten die zusätzlichen Stresshormone die Organe von einer effektiven Energieverwertung in Muskeln und Gehirn ab – wir fühlen uns erschöpft und depressiv.[6]

Ursachen für Gewichtszunahme

Probleme	Stark verfeinerte Lebensmittel	Umweltverschmutzung	Belastende Situationen
Beispiele	Fruktose Toxische Proteine	Umweltgifte Licht	Beziehungen Arbeit Finanzen
Folgen	Der Fettschalter in den Nebennieren schaltet auf Überlebensmodus: mehr Hunger, weniger verfügbare Energie und Einlagerung von Kalorien in Form von Fett.		

Und was ist mit den Menschen, die unter Stress ihren Appetit verlieren? Nicht jeder nimmt unter Stress zu, doch auch bei den anderen sind üblicherweise ein Abbau von Muskelmasse und ein Zuwachs an Körperfett zu verzeichnen.

Der Überlebensmodus lässt uns also zunehmen. Aber was löst diese Reaktion aus, und was kann man dagegen tun? Die bisher bekannten Auslöser lassen sich drei Hauptkategorien zuordnen.

Auslöser Nr. 1:
Stark verfeinerte Lebensmittel

Stark verarbeitete Lebensmittel in der modernen Ernährung können die Entzündungsbereitschaft erhöhen und den Blutzucker durcheinanderbringen. Um die Entzündungen einzudämmen und den Blutzucker zu senken, erzeugt der Körper mehr Cortisol – ganz ähnlich wie bei einem Schreck.

Entzündungen werden vor allem durch Fruktose und toxische Proteine ausgelöst. Dabei ist Fruktose (Fruchtzucker) eine Zuckerform, die den Fettschalter direkt auf Fettspeicherung umlegt. Der Signalweg läuft über die Aktivierung von Leberenzymen mit exotischen Bezeichnungen wie c-JNK und 11-HSD, welche die Fetteinlagerung fördern. Toxische Proteine sind Nahrungsproteine, die im Zuge der normalen Verdauung nur schwer vollständig zerlegbar sind. Unzerlegte Bestandteile werden vom Immunsystem als Fremdkörper identifiziert und attackiert. Solche Proteine stecken beispielsweise in Milchprodukten, Eiern und Weizen und erhöhen häufig die Entzündungsbereitschaft. Kennen Sie das umfassende Krankheitsgefühl bei einer Grippe? Dieses Gefühl stammt nicht vom Virus, sondern von der Entzündungsreaktion, mit der das Immunsystem das Virus bekämpft. Wenn das Immunsystem unverdaute Proteinbestandteile angreift, läuft eine vergleichbare Reaktion ab.

Fruktose

Die moderne Ernährung unterscheidet sich grundlegend von der Ernährung früherer Zeiten. Der bedeutendste Unterschied dabei ist sicher das Tempo, in dem moderne Lebensmittel verdaut werden. Nach dem Kauen und Schlucken wandert die Nahrung in den Magen, wo sie von Magensäure in kleinere Bestandteile zerlegt wird – als würde man Steine zu Staub zermahlen. Anschließend transportiert der Dünndarm die Nährstoffe weiter, bis sie ins Blut übergehen. Bei vollwertigen Nahrungsmitteln dauert dieser Übergang sechs bis acht Stunden. Heutige Fertigprodukte sind jedoch häufig reich an Fruktose, und Fruktose kann bereits innerhalb von 60 bis 90 Minuten aufgenommen werden. Das Problem an dieser schnellen Energieversorgung ist, dass der Körper wild mit seinen Hormonen jonglieren muss, um den Blutzuckerspiegel zu stabilisieren. Damit rutscht man in den Überlebensmodus.

Evolution der menschlichen Ernährung

Zeitspanne	Grundnahrungsmittel
200 000 bis 10 000 vor unserer Zeitrechnung	Fleisch von wilden Tieren, frisches Gemüse, frische Früchte
10 000 bis 1960	Fleisch und Milchprodukte von Weidetieren, Vollkorngetreide, frisches Gemüse, frische Früchte
1960 bis 1980	Fleisch und Milchprodukte aus industrieller Tierhaltung, stark verarbeitetes Getreide, Gemüse aus der Dose, Fruchtsaft
Seit 1980	Fleisch und Milchprodukte aus industrieller Tierhaltung, Maissirup (HFCS), stark verarbeitetes Getreide

Fruktose hat auch eine unmittelbare Wirkung auf das Bauchfett. Wenn das Fett Fruktose ausgesetzt ist, fordert es die Nebennieren auf, mehr Stresshormone bereitzustellen.[7] Die Nebennieren erzeugen ein starkes Stresshormon (Cortisol) und ein schwächeres (Kortison). Fruktose bringt das Fett buchstäblich dazu, das schwache Stresshormon in das stärkere umzuwandeln.[8] Am Ende ist der Blutzucker dank der Fruktose so instabil, dass der Körper stundenlang zusätzliches Cortisol produziert, um der Situation wieder Herr zu werden.[9]

Liz: Lebensmittelunverträglichkeit in Reinkultur

Liz ist ein sehr gutes Beispiel dafür, wie stark eine Überempfindlichkeit gegenüber bestimmten Lebensmitteln den Gewichtsabbau stören kann. Mit 45 Jahren kämpfte sie seit über zehn Jahren um ihr Gewicht. Nach der Geburt des zweiten Kindes war es damit stetig bergauf gegangen und schien nicht mehr weichen zu wollen. Zuerst hatte sie es wie alle Welt mit Fettsparen versucht, aber dabei nur noch mehr zugenommen. In ihrer Verzweiflung hatte sie sich sogar parallel zu einer Diät mit nur 500 Kalorien pro Tag den Wachstumsfaktor HGC spritzen lassen und so tatsächlich neun Kilo abgenommen. In den darauf folgenden Monaten waren allerdings wieder zwölf Kilo hinzugekommen.

Die zyklische Kohlenhydrataufnahme sagte Liz spontan zu, doch auf einige kritische Lebensmittel wollte sie dabei nicht verzichten. Nach einem Monat Nebennierendiät sprach sie wieder bei mir vor. Zu diesem Zeitpunkt aß sie noch Brot und Käse. Sie und ihre Kinder aßen gern Brot als Beilage und bestreuten ihr Gemüse mit reichlich Käse. In den ersten vier Wochen hatte sie etwas mehr als ein Kilo abgebaut, war jedoch frustriert, dass es so langsam ging. Ich bat sie, noch einmal vier Wochen weiterzumachen, nur sollte sie abends Reis statt Brot essen und ihr Gemüse nicht mit Käse würzen, sondern in Hummus dippen.

In den folgenden vier Wochen verlor sie vier Kilo Gewicht und stellte überrascht fest, dass sie erstmals seit sehr langer Zeit nachts wieder durch die Nase atmen konnte. Ich erklärte ihr, dass Lebensmittelunverträglichkeiten Allergien der Luftwege verschlimmern können und dass gerade geschwollene Nasenschleimhäute häufig sehr positiv reagieren, wenn die kritischen Nahrungsmittel wegfallen.

Toxische Proteine

Unsere Nahrung enthält heutzutage mehr unverträgliche Proteine, die den Überlebensmodus aktivieren können. Deshalb sind auch gefährliche Allergien gegen Lebensmittel wie Erdnüsse oder Meeresfrüchte um ein Vielfaches häufiger als vor einigen Jahrzehnten. Die Fachwelt ist sich relativ einig, dass die zunehmenden Lebensmittelallergien darauf beruhen, dass unsere Nahrung heute insgesamt mehr Chemie enthält und sich auch sonst in vielerlei Hinsicht von einstigen Lebensmitteln unterscheidet.

Auch weniger offensichtliche Reaktionen werden häufiger. Wenn kein allergischer Schock erfolgt, spricht man lieber von einer Lebensmittelunverträglichkeit (Intoleranz). Hier reagiert der Körper oft mit einer gewissen Verzögerung, wie bei Zöliakie. Solche Intoleranzen gehen am häufigsten auf den Kontakt mit Weizen, Milchprodukten und Eiern zurück, die größere Mengen komplexer Proteine enthalten, die individuell schwer verdaulich sein können. Die Reaktionen auf solche Lebensmittel können viele Dauersymptome hervorrufen und unmittelbar zu Übergewicht beitragen.

Das Protein in Milchprodukten heißt Kasein, Weizen enthält Gluten, und in Eiern findet sich Albumin. Das Problem an diesen Proteinen ist, dass sie auch ohne prompte, offensichtliche Symptome wie Schmerzen oder Blähungen Immunreaktionen auslösen können.[10, 11]

Bei einer Lebensmittelallergie oder -intoleranz bekämpfen die Immunzellen Substanzen, die sie als gefährlich einstufen. Das ist zwar ein Irrtum, aber dennoch erhöht dieser Angriff erheblich die Entzündungsbereitschaft. Damit erhält der Körper das Signal, in den Überlebensmodus überzugehen, und der Energieschalter wird auf »Fettmodus« umgelegt.[12, 13]

Bei der Analyse bestimmter Ursachen für körperlichen Stress sollte man im Hinterkopf behalten, dass es hier beträchtliche Überschneidungen geben kann. Warum reagieren wir heute stärker auf toxische Proteine als früher? Sowohl die industrielle Verarbeitung von Lebensmitteln als auch die ständig steigende Umweltbelastung haben Einfluss auf unsere Darmflora. Stark verarbeitete Kohlenhydrate und die tägliche Aufnahme von Umweltgiften über die Atemluft, Trinkwasser und häusliche Umgebung können die Bakterien schädigen, die an der Proteinzerlegung beteiligt sind. Unzureichend verdaute und zerlegte Proteine lösen leichter eine Immunreaktion aus.

Lebensmittelunverträglichkeiten können auch Ängste auslösen, was wiederum den Stresspegel ansteigen lässt.[14] Und wenn der Stresspegel steigt, sind wir noch anfälliger für die Wirkungen solcher Lebensmittel. Damit kommt ein Teufelskreis in Gang: Der Kontakt mit bestimmten Nahrungsmitteln erzeugt Stress, und der Stress lässt den Körper noch empfindlicher auf solche Nahrungsmittel reagieren, bis er auf Überlebensmodus umschaltet und wir zunehmen.[15] Andere Probleme, die mit solchen Reaktionen einhergehen, sind Aufstoßen und Blähungen, Gelenkschmerzen und Hautausschläge.

Meine Diät konzentriert sich auf hochwertige, leicht verdauliche Proteine aus Gemüse, Nüssen, Samen, Hülsenfrüchten, Fisch und Meeresfrüchten, Geflügel und magerem Fleisch.

Auslöser Nr. 2: Umweltverschmutzung

Neben dem verstärkten Verzehr von stark verarbeiteten Lebensmitteln können auch die unzähligen Umweltgifte, denen wir tagtäglich ausgesetzt sind, den Körper auf Überlebensmodus polen. Manche dieser Substanzen aktivieren auf chemischem Wege die Speicherenzyme in der Leber. Solche Stoffe nehmen wir über die Luft und das Wasser auf, und sie gehen aus Verpackungsmaterial in unsere Nahrung über. Auch künstliches Licht fällt in diese Kategorie.

Die Chemiesuppe

Schwangere Frauen berichten mitunter, dass ihre Babys am aktivsten werden und am meisten treten, wenn die Mutter sich endlich hinlegen kann und schlafen möchte. Auch die Leber ist interessanterweise nachts besonders aktiv. Die Entgiftungsfähigkeit des Körpers beruht auf einem Zyklus, den die Leber jeden Tag durchläuft. Optimal arbeitet sie im Tiefschlaf. Dann kann sie Nahrung besonders gut in Energie für die Muskeln umwandeln. Wenn der Körper jedoch voller Gift steckt, kommt die Leber nie zur Ruhe und lagert am Ende dann sowohl Kalorien als auch Toxine im Bauchfett ein.

Wie stark sind wir mit Umweltgiften konfrontiert? Seit

1900 wurden über drei Millionen synthetisch erzeugte Chemikalien in die Welt entlassen. Tag für Tag nehmen wir über die Nahrung und über die Luft unwissentlich Tausende davon auf. Diese Exposition gilt inzwischen als wichtiger Faktor zum Verständnis des zunehmenden Übergewichts. Viele dieser Stoffe wurden mittlerweile als »adipogen« eingestuft, das heißt, man weiß, dass sie selbst bei Menschen, die nicht zu viel essen, Adipositas hervorrufen.

Der Anstieg von Anzahl und Menge an chemischen Stoffen, denen wir täglich ausgesetzt sind, fällt auffällig mit dem Beginn der allgemeinen Gewichtszunahme zusammen. Bei diversen Substanzen wurde bereits nachgewiesen, dass sie eine Gewichtszunahme bewirken, und zwar schon bei einer Exposition weit unterhalb der Schwellenwerte, ab denen offenkundige Symptome auftreten. Mit diesen Mengen sind wir täglich konfrontiert. Zu den wichtigsten Toxinen dieser Art zählen Schwermetalle wie Blei und Quecksilber, Lösungsmittel, Pestizide und Abbauprodukte von Kunststoffen.

Solche Substanzen schaden den Nebennieren und haben Einfluss auf die Genaktivität. Wegen ihrer Einflüsse auf die Gene können sie nicht nur bei den Menschen, die mit ihnen in Kontakt kommen, eine Gewichtszunahme bewirken, sondern auch bei deren Kindern und Enkeln. Viele sammeln sich im Fettgewebe an, und weil sie schwer zu verarbeiten sind, halten sie das Fett dort fest, und es ist sehr schwer, sie wieder loszuwerden.

Kunststoffe

Eine Substanz, die das Gewicht ansteigen lässt, ist der Kunststoffbestandteil Bisphenol A (BPA), der mittlerweile in vielen Lebensmitteln, in der Luft und im Wasser vorliegt. In die Nahrungskette gelangt er insbesondere über Verpackungsmaterial, kontaminiert aber auch das Trinkwasser. In einer britischen Studie von 2012 wurde bei 17 Personen im Rahmen von Bauchoperationen Fettgewebe entnommen und auf BPA untersucht. Bei allen Teilnehmern wurden größere Mengen gefunden, und je mehr BPA vorlag, desto stärker waren die Hinweise auf ein rasches Wachstum der Fettzeilen bei der jeweiligen Person. Doch auch die Personen mit dem wenigsten BPA wiesen ein ungewöhnliches Fettzellenwachstum auf. Die Studie kam zu dem Schluss, dass die Fettzellen schwächere Stresshormone in stärkere Stresshormone umwandeln.[16]

Verbreitete giftige Substanzen machen Fettzellen nicht nur aggressiver, sondern verstärken auch unsere Reaktionen auf alltägliche Belastungen. Blei belastet den Menschen seit Beginn der Metallverarbeitung bis heute. Der heutige Verschmutzungsgrad beruht weitgehend auf den Überresten aus verbleitem Benzin und bleihaltigen Farben. 2007 ergab eine Studie, dass die Teilnehmer mit der höchsten Bleibelastung im Körper auf übliche Stressfaktoren mit der höchsten Cortisolausschüttung reagierten.[17]

Lichtverschmutzung

Umweltgifte beeinträchtigen den Cortisolzyklus, der nicht nur die Fettbildung verstärkt, sondern auch den Schlafrhythmus stört. Unser Schlaf leidet aber auch unter der allgegenwärtigen Lichtverschmutzung, die durch zu viel Kunstlicht und zu wenig Kontakt mit Sonnenlicht zustande kommt. Die Gewichtsregulierung wird wesentlich vom Tiefschlaf gesteuert, der wiederum auf das Sonnenlicht reagiert. Mit jeder neuen Studie kommen neue Belege für die Verbindung zwischen Gewicht und Schlaf hinzu. Allein in den letzten fünf Jahren haben über 270 Forschungsprojekte den Zusammenhang zwischen Schlaf und Körpergewicht evaluiert. Besonders einige neuere Ergebnisse zeigen die konkreten Wirkungen von Schlaf auf die Fettdepots auf. Auch hier spielen die Nebennieren eine wichtige Rolle.

Während des gesunden Nachtschlafs sinkt der Cortisolspiegel auf seinen Tiefststand ab. Dieser Zustand ermöglicht den Umbau von Kalorien in die Form, die die Muskeln nutzen können. Wenn das Cortisol nicht ausreichend heruntergefahren wird, werden dieselben Kalorien in Fett umgewandelt. Wir lagern dabei nicht nur mehr Fett ein, sondern hungern zugleich das Muskelgewebe aus. Das ist ein zentrales Dilemma der Nebennierendysfunktion: Es liegt zu viel Energie in Form von Fett vor und zu wenig muskelfreundliche Energie

Auslöser Nr. 2: Umweltverschmutzung

in Form von Glykogen. So beginnt der Teufelskreis aus Gewichtszunahme und Abgeschlagenheit, mit dem der Körper in den Überlebensmodus rutscht.

Schlaf ist für viele Körperfunktionen sehr wichtig, erklärt aber auch, warum viele Diäten letztlich nicht anschlagen. Wer häufig aus dem Schlaf gerissen wird, zahlt dafür mit mehr Körperumfang. Wie kommt das? Zunächst einmal sollte man sich bewusst machen, dass wir bei niedrigem Cortisolspiegel am besten schlafen. Gesunde Menschen erleben morgens einen Cortisolschub, der sie angenehm wach macht. Abends, wenn sie müde werden, geht die Produktion zurück. Wenn der Blutzucker zu stark absinkt, muss der Körper ihn mit Hilfe von Cortisol anheben. Bei einem Zuckerloch gegen Ende des Tages ist die Cortisolmenge unter Umständen zur Bettzeit noch zu hoch, und darunter leidet der Schlaf. Bei kohlenhydratarmen Diäten ist das ein Problem. Für eine Studie setzte man eine Gruppe gesunder, schlanker Männer ohne Schlafprobleme auf eine kohlenhydratarme Diät und zeichnete ihre Schlafqualität auf. Bereits nach 48 Stunden waren bei ihnen Einschlafzeit, die Dauer des Tiefschlafs und die Qualität des REM-Schlafs zurückgegangen.[18]

Meine nebennierenfreundliche Diät nimmt bewusst Rücksicht auf eine Kohlenhydratzufuhr, die für eine gute Schlafqualität und einen niedrigen nächtlichen Cortisolspiegel sorgt.

Auslöser Nr. 3: Belastende Situationen

Unser Leben ist heute von Unsicherheit und ständigem Wandel geprägt. Obwohl wir selten real in Lebensgefahr geraten, sind wir den ganzen Tag mit leichten Stressoren in Form von SMS, E-Mails, Terminen und Ablenkungsfaktoren konfrontiert. Hinzu kommen größere Brüche im Leben wie jobbedingte Umzüge und weit verstreut lebende Familien. Schätzungen zufolge hat der Druck des modernen Lebens seit den 1980er Jahren um 30 Prozent zugenommen.[19] Dieser Druck ist real, und jeder bekommt ihn zu spüren. Aber hat er unmittelbaren Einfluss auf das Körpergewicht? Diese Frage sollte eine Studie beantworten, für die 54 000 Frauen 15 Jahre lang beobachtet wurden. Im Laufe der Studie wurde dabei regelmäßig das Körpergewicht ermittelt, und man bestimmte mit Hilfe von Fragebogen die Stressbelastung. Die Daten belegen durchweg, dass die Teilnehmerinnen mit der höchsten Stressbelastung auch am meisten zugenommen hatten.[20]

Eine ähnliche Studie belegt, dass Druck auch den Appetit verändert. Hierfür verglich man in einer Gruppe von Teilnehmerinnen zwischen 40 und Anfang 50 das Stressniveau mit den Nahrungspräferenzen. Die Frauen wurden dabei gebeten, unter den Augen einer »Jury« eine Präsentation für ein Bewerbungsgespräch vorzubereiten. Im ersten Stadium des Experiments erhielten die Frauen Papier und Stift sowie einen Zeitraum von fünf Minuten für ihre Notizen. Diese Notizen nahm man ihnen anschließend ab, und die Jury ließ bei der Präsentation keine erkennbare Zustimmung wie Lächeln oder Nicken erkennen. Anschließend mussten die Teilnehmerinnen eine schwierige Rechenaufgabe lösen, wobei sie von der Jury wegen ihres langsamen Arbeitstempos gerügt wurden. Am Ende des Experiments wurde zuerst der Cortisolwert bestimmt, ehe man die Teilnehmerinnen zum Buffet bat. Sie wussten jedoch nicht, dass ihre Auswahl am Buffet aufgezeichnet wurde. Diejenigen mit der stärksten Cortisolveränderung waren auch diejenigen, die am meisten Schokoladenkuchen und am wenigsten Gemüse wählten.[21]

Eine Studie an 333 Oberschülern in Korea bestätigt dieses Phänomen. Die Schüler füllten Fragebögen aus, aus denen hervorging, wie stark sie sich von der Schule unter Druck gesetzt fühlten. Gemäß diesen Ergebnissen wurden sie in drei Gruppen aufgeteilt, die wenig, mittelmäßig oder stark von Stress belastet waren. Diejenigen, die stärker unter Druck waren, aßen größere Mahlzeiten und griffen häufiger zu zuckerreichen Speisen wie Limonaden, Kuchen, Süßigkeiten, Schokolade, Brot und gesüßter Milch.[22]

Toxine in Lebensmitteln sind zwar definitiv an der Gewichtszunahme beteiligt, aber die Gehirnforschung belegt, dass wir nur unter stärkerem Druck für Lebensmittelabhängigkeiten anfällig sind.[23]

Schlank ohne Stress: Von Patienten erprobt

Sobald man versteht, wie Ernährung, Psyche und Umweltfaktoren in Bezug auf das Körpergewicht ineinandergreifen, wird auch klar, wieso Diäten in der Regel versagen. Wenn wir weniger essen als sonst und uns mehr bewegen, steigt der Stresspegel. Der Schlüssel zum erfolgreichen Abnehmen liegt daher darin, dass wir den Körper in seinem Umgang mit Stress unterstützen, anstatt den Stress weiter zu erhöhen.

Meine stressfreie, nebennierenfreundliche Diät nimmt Rücksicht auf die zentralen Problemfelder. Die Kohlenhydratzufuhr ist auf die Tageszeit abgestimmt; die meisten gibt es abends. Das senkt die nächtliche Cortisolproduktion und hilft gegen die Auswirkungen von stark verarbeiteter Nahrung auf das Bauchfett (siehe nachfolgende Tabelle). Entgiftung und therapeutischer Lichteinsatz gegen die Belastung der Leber stützen die zirkadianen Reparaturprozesse des Körpers. Einfache Atemübungen, mit denen man psychisch zur Ruhe kommt, helfen dem Gehirn, sich aus dem ständigen Druck zu lösen.

Die »Schlank ohne Stress«-Diät im Überblick

Probleme	Stark verfeinerte Lebensmittel	Umweltverschmutzung	Belastende Situationen
Beispiele	Fruktose Toxische Proteine	Umweltgifte Licht	Beziehungen Arbeit Finanzen
Folgen	Der Fettschalter in den Nebennieren schaltet auf Überlebensmodus: mehr Hunger, weniger Energie und Einlagerung von Kalorien in Form von Fett.		
Lösungen	**Intelligenter Kohlenhydratzyklus**	**Zirkadiane Reparaturprozesse**	**Innere Klarheit**
Wie?	Wenige Kohlenhydrate am Morgen Viele Kohlenhydrate am Abend	Tägliche Entgiftung Besserer Schlaf Tonika	Mentale Übungen Gewohnheiten
Ergebnisse	Der Fettschalter in den Nebennieren schaltet auf Gesundheitsmodus: weniger Hunger, mehr Energie und Verbrennung von Kalorien zur Energiegewinnung.		

Im nächsten Kapitel geht es um ein besseres Verständnis für die Funktion und Arbeit der Nebennieren. Danach werden Sie feststellen, dass anhaltender Gewichtsverlust so einfach ist, als würde man einen Schalter umlegen.

2.

Die Nebennieren und ihr Einfluss auf das Körpergewicht

In Kapitel 1 haben wir dargelegt, dass Stress die Nebennierenfunktion beeinflusst und erheblich zu Übergewicht beitragen kann. Doch was sind eigentlich diese Nebennieren, und wie können sie das Schlankwerden erleichtern?

Die Nebennieren sind ein kleiner Klumpen Drüsengewebe, das tief im Rücken auf dem oberen Ende der Nieren sitzt. Es handelt sich dabei um schwammige, orangefarbene, pyramidenförmige Gebilde, etwa von der Größe eines Zuckerstücks, die etwa so viel wiegen wie drei bis vier Büroklammern.[1]

Die Nebennieren und die Gesundheit – ein alter Hut?

Dass die Nebennieren erheblichen Einfluss auf die Gesundheit haben, ist keineswegs eine neue Idee. Viele alte Kulturen schrieben den Nebennieren eine magische Substanz zu, die das Leben erhält und mit unserem Tod verschwindet. Im Altertum betrachtete man das Leben intuitiv als das Produkt einer unsichtbaren, magischen Kraft und meinte, der Mensch sei mit einer gewissen Menge dieser Kraft geboren. Je gesünder die Eltern, desto mehr von dieser Kraft konnten sie angeblich weitergeben. Und je schneller man sie verbrauchte, desto schneller alterte man.

Ein medizinischer Text aus dem Ayurveda, der etwa

100 Jahre vor Beginn unserer Zeitrechnung entstand, bezeichnet diese Kraft als *Ojas*. Diesem System zufolge war Ojas für Körperkraft, Gesundheit und ein langes Leben zuständig. Die chinesische Medizin nennt die Essenz des Lebens *Jing* und betrachtet sie als Ursprung von Gesundheit und Vitalität. Laut diesem Konzept haben wir zu Beginn unseres Lebens einen begrenzten Vorrat an Jing und können diesen durch Kräuter, Meditation und Atemübungen erweitern. Der unvermeidliche Alterungsprozess beruht auf dem Verlust unseres Jing, das bei Überarbeitung und Schlafmangel schneller zur Neige geht.

Diese Auffassung ähnelt modernen Auffassungen vom Altern, das bei hohem Stresspegel schneller abläuft. Die Chinesen siedelten das Jing nicht an einem offensichtlichen Ort wie dem Herzen oder im Kopf an, sondern knapp oberhalb der Nieren, also am Ort der Nebennieren. (Sie glaubten übrigens auch, dass Jing kälteempfindlich sei. Deshalb sind in traditionelle chinesische Gewänder gern oberhalb der Nieren Polster eingenäht, um die Nierengegend und damit das Jing warm zu halten.)

In den 1930er Jahren reiste Dr. Weston A. Price durch die Welt, um den Gesundheitszustand ursprünglicher Gesellschaften zu studieren. Die ersten Pioniere in Nordamerika hatten im Winter häufig unter Skorbut gelitten, der auf Vitamin-C-Mangel zurückgeht, weil sie in den langen Wintern weder frische Früchte noch Gemüse hatten. Dr. Price fand heraus, dass die amerikanischen Indianer die Macht der Nebennieren kannten. Sie aßen die Nebennieren des erlegten Wilds als besonderes Stärkungsmittel, lange bevor die moderne Wissenschaft wusste, wozu sie dienten. Auffälligerweise bekamen die Inuit in Alaska, aber auch die anderen indigenen Völker in Nordamerika keinen Skorbut, obwohl auch sie im Winter weder Früchte noch Gemüse zur Verfügung hatten. Als Dr. Price nachhakte, lachte man ihn aus – nur weiße Menschen bekämen Skorbut. Später jedoch vertraute ein Stammesältester ihm ein Geheimnis an: Wenn im Winter ein großes Tier erlegt wurde, teilte man das fettige Gewebe oberhalb der Nieren zum umgehenden Verzehr im Stamm auf. Dr. Price wusste damals nicht, dass Vitamin C in den Nebennieren in hoher Konzentration vorliegt und diese winterliche Tradition die Menschen vor Skorbut schützte. Inzwischen hat sich herausgestellt, dass Vitamin C beim Menschen auch für eine gute Nebennierenfunktion benötigt wird.

Der aktuelle Stand: Der hormonelle Eiertanz

Heute ist bekannt, dass die Nebennieren ein wichtiger Teil des endokrinen Systems sind. Zum endokrinen System gehören alle Drüsen, in denen unsere Hormone erzeugt werden. Die akribische Aussteuerung dieser Hormone beeinflusst nahezu alle Aspekte der Gesundheit. Zum Beispiel liefert der Hormonspiegel Antworten auf Fragen wie:

- Haben Sie gute Laune?
- Wie gut ist Ihr Nachtschlaf?
- Können Sie leicht Ihr Gewicht halten?
- Neigen Sie nachmittags zu einem Energieloch?
- Ist Ihr Blutzucker stabil, oder sind Sie Diabetiker?
- Verheilen kleinere Verletzungen umgehend?

Zur Sache: Das endokrine System

Das endokrine System ist so einflussreich, dass seine reibungslose Funktion nur durch ständiges Nachjustieren möglich ist. Stellen Sie sich ein großes Unternehmen vor. Die Hauptverantwortung lastet auf dem Geschäftsführer – der wäre hier der Hypothalamus. Er liegt tief im Inneren des Gehirns, ist nicht größer als eine Perle und zieht von dort aus die Fäden. Die nächste Hierarchieebene wäre ein leitender Angestellter, der darauf achtet, dass die täglichen Aufgaben erledigt werden. In unserem Vergleich ist das die Hirnanhangdrüse (Hypophyse). Sie sitzt direkt neben dem Hypothalamus, ist etwa erbsengroß und überwacht die Arbeiter. Zum eigentlichen Team gehören die Nebennieren, die Zirbeldrüse, die Schilddrüse, die Bauchspeicheldrüse und die Hoden oder die Eierstöcke. Sie alle erzeugen Hormone, die über das Blut im ganzen Körper verteilt werden und dort wichtige chemische Prozesse steuern. Die Zuständigkeiten sind folgendermaßen verteilt:

- Zirbeldrüse: reguliert den Schlaf-Wach-Rhythmus
- Schilddrüse: steuert die Energieproduktion
- Eierstöcke: erzeugen Sexualhormone, zuständig für die Gewebereparatur
- Hoden: erzeugen Sexualhormone, zuständig für die Gewebereparatur
- Bauchspeicheldrüse: reguliert den Blutzucker

Die Nebennieren: Immer in Aktion

Die Nebennieren bestehen aus drei Schichten, von denen sie eingehüllt sind wie Zwiebeln. Jede Schicht hat ihre ganz eigene Funktion, weshalb es manche Fachleute für präziser halten, von drei einzelnen Drüsen zu sprechen. Die äußere Schicht reguliert in erster Linie den Salzgehalt im Blut (Elektrolyte), den Blutdruck und den Säurespiegel im Körper. Die mittlere Schicht hat entscheidenden Anteil an der Blutzuckerkontrolle, ist aber auch für die Stressreaktion (Entzündungen) verantwörtlich. Außerdem steuert sie in den Zellen die Nutzung von Hormonen aus anderen Drüsen. Die innere Schicht stimmt sich mit den Eierstöcken oder den Hoden ab und erzeugt Sexualhormone wie Östrogen oder Testosteron für die Fortpflanzung. Zusätzlich unterstützt sie Gewebereparatur und Immunsystem.

Die Nebennieren steuern somit viele lebenswichtige Körperfunktionen, insbesondere:

- Regulierung anderer Hormone
- Elektrolytgleichgewicht
- Abschaltung von Entzündungsreaktionen
- Kampf-oder-Flucht-Reaktion
- Schlaf-wach-Rhythmus
- Blutzucker
- Körpergewicht

Kennen Sie jüngste Forschungsergebnisse zum Multitasking? Zusammengefasst besagen sie: Es klappt nicht. Je mehr Aufgaben wir gleichzeitig erledigen wollen, desto schlechter sind wir bei jeder einzelnen. Für die Nebennieren gilt dasselbe. Je mehr Anforderungen gleichzeitig an sie gestellt werden, desto höher wird die Wahrscheinlichkeit, dass sie auf Überlebensmodus umschalten. Und sobald dies geschieht, nimmt der Mensch leichter zu. Im Verlauf dieses Buches erhalten

Sie Hinweise zu Ernährung und Lebensführung, die diese Stressbelastung allmählich lindern. Vorläufig möchte ich nur Verständnis dafür erzeugen, dass die Nebennieren bei Stress leicht in Hektik geraten. Und diese Hektik verändert die Reaktion des Körperfetts auf das, was dem Körper an Nährstoffen zugeführt wird. Betrachten wir die diversen Aufgaben der Nebennieren einmal genauer.

Hormonregulierung

Diese Aufgabe kann den Nebennieren keine andere Drüse abnehmen. Sie halten das System reibungslos in Gang, indem sie die Verwertung anderer Hormone regulieren. Nachdem ein Hormon erzeugt wurde, muss es in die Zellen gelangen und dort eine bestimmte Wirkung auslösen. Ob die Zellen dieses Hormon gerade bereitwillig aufnehmen, hängt davon ab, wie viel Cortisol gerade im Blut vorliegt.

Cortisol als Steuerinstrument

Der passende Hormonspiegel ist für die Gesundheit so wichtig, dass die Regelkreise sehr genau gesteuert werden. Hypothalamus und Hypophyse steuern vom Gehirn aus die Hormonmenge, die von den verschiedenen Drüsen ausgeschüttet wird.

Sobald die Hormone freigesetzt sind, entscheiden die Nebennieren, wie viel davon verwendet werden sollte. Jede Körperzelle ist von einer Zellwand umgeben, durch die nur zu bestimmten Zeitpunkten bestimmte Substanzen ein- oder austreten können. Ein Hormon kann seine Wirkung erst dann entfalten, wenn in der Zellwand eine »Tür« aufgeht und es einlässt. Das Cortisol aus den Nebennieren erfüllt für andere Hormone die Funktion eines Türöffners. Ohne Cortisol bleibt die Tür geschlossen, und das Hormon bleibt draußen.

Selbst wenn die anderen Drüsen also bestens arbeiten, kann der Eindruck entstehen, dass sie versagen, nur weil die Nebennieren ihre Hormone nicht in die Zellen lassen. Bei einer Fehlfunktion der Nebennieren können beispielsweise Symptome einer Schilddrüsenunterfunktion – wie Müdigkeit oder Gewichtszunahme – vorliegen, obwohl die Schilddrüse völlig gesund ist. Die Zellen können die Schilddrüsenhormone jedoch nicht verwerten. Daher kann eine gestörte Nebennierenfunktion sich durch Müdigkeit, Gewichtszunahme und Depressionen bemerkbar machen, denselben Symptomen wie bei einer kranken Schilddrüse. Da die Nebennieren normalerweise die Schilddrüse unterstützen, ist es durchaus möglich, dass bei Problemen mit der einen Drüse in Wahrheit Probleme mit der anderen vorliegen.

Elektrolyte

Im Grunde genommen lässt sich der Körper mit einem Akku vergleichen: Wir sind elektrisch geladen, und wenn diese Ladung sich innerhalb der Körperflüssigkeiten verschiebt, kommt es zu chemischen Reaktionen. Solche Ladungsverschiebungen funktionieren allerdings nur bei einem ausgewogenen Mineralhaushalt. Diese Mineralien werden als *Elektrolyte* bezeichnet und umfassen die Elemente Natrium, Kalium, Chlor, Kalzium und Magnesium. Nebennierenhormone wie das Aldosteron sorgen dafür, dass der Spiegel dieser Elektrolyte nicht zu hoch und nicht zu niedrig wird. Bei einem unausgewogenen Elektrolythaushalt kommt es zu Muskelschmerzen und Krämpfen, die Verdauung funktioniert nicht richtig, und das Gehirn kann nicht mehr klar denken.

Entzündungen

Wenn man sich das Knie anstößt, tut es weh. Stößt man hart genug an, schwillt es an, wirkt gerötet und wird wärmer. Bei einem sehr harten Stoß kann anfangs die Beweglichkeit eingeschränkt sein. All dies sind Entzündungszeichen: Schmerzen, Schwellung, Rötung, Temperaturanstieg, Funktionseinschränkung. Seit etwa 100 Jahren weiß man, dass praktisch jede Krankheit mit deutlichen Entzündungsprozessen einhergeht.

Entzündungen können auf offenkundige Faktoren wie eine Verletzung zurückgehen, aber auch auf verstecktere, schleichend wirkende Ursachen wie Infektionen, Nährstoffmängel oder Stress. Überschießende Entzündungsprozesse sind schädlich, doch bei akuten Traumata oder starker körperlicher Belastung trägt die Entzündung zur Heilung bei, ist also hilfreich. Korrekterweise verläuft der Heilungsprozess in drei Stadien: In Stadium 1 werden die Blutgefäße durchlässiger, vergleichbar mit einem undichten Wasserschlauch, der an manchen Stellen Wasser austreten lässt. So können Nährstoffe und Immunzellen aus dem Blut zu den Zellen gelangen, wo sie benötigt werden. In Stadium 2 verdauen die Immunzellen Abfallprodukte und säubern das geschädigte Gewebe. Im dritten Stadium initiiert das Immunsystem den Reparaturprozess. Mitunter treten dabei jedoch Probleme auf. Zum Beispiel kann eine solche Entzündungsreaktion zu lange bestehen bleiben, oder sie kommt in Gang, ohne dass sie benötigt wird. Solche überflüssigen Entzündungen scheinen den meisten chronischen Krankheiten zugrunde zu liegen. Und je stärker die allgemeine Entzündungsneigung ausfällt, desto kürzer leben wir und desto schlechter geht es uns dabei.

Wenn die Nebennieren korrekt arbeiten, können sie Entzündungen eindämmen, sobald die Ursache beseitigt ist. Bei einer gestörten Nebennierentätigkeit können die Schmerzen aufgrund einer unzureichenden Entzündungskontrolle chronisch werden. Anfangs liegt vielleicht nur eine leichte Überlastung vor, zum Beispiel ein Tennisellenbogen, doch wenn die Nebennieren die Entzündung nicht wieder abstellen, wird die Reparatur nicht fertiggestellt, und die Schmerzen bleiben bestehen.

Schlaf-wach-Rhythmus

Wann wir aufwachen und wann wir müde werden, wird von den Nebennieren genau überwacht. Diese Schwankung wird als zirkadianer Rhythmus bezeichnet und von der Zirbeldrüse unterstützt. Diese Drüse liegt im Gehirn und stellt mit Melatonin ein wichtiges Schlafhormon her. Die Zirbeldrüse ist äußerst lichtempfindlich: Sie registriert, wie viel Licht durch die Augen dringt, aber auch die exakte Wellenlänge des Lichts, und sogar, ob das Licht von oben oder von unten kommt. Offenbar reagieren wir besser auf Sonnenlicht vom Himmel als auf das Licht, das der Fernseher vor unserer Nase erzeugt.

Cortisol und Melatonin ergänzen einander wie ein Reißverschluss. Wenn wir morgens von selbst erwachen, liegt das an dem Cortisolschub, der eine Stunde zuvor erfolgt ist. Diese Ausschüttung entspricht einer inneren Kaffeemaschine, die darauf programmiert ist, wann wir aktiv werden möchten. Mit dem Cortisolanstieg bricht die Melatoninproduktion ab (siehe Grafik).

Die Nebennieren: Immer in Aktion

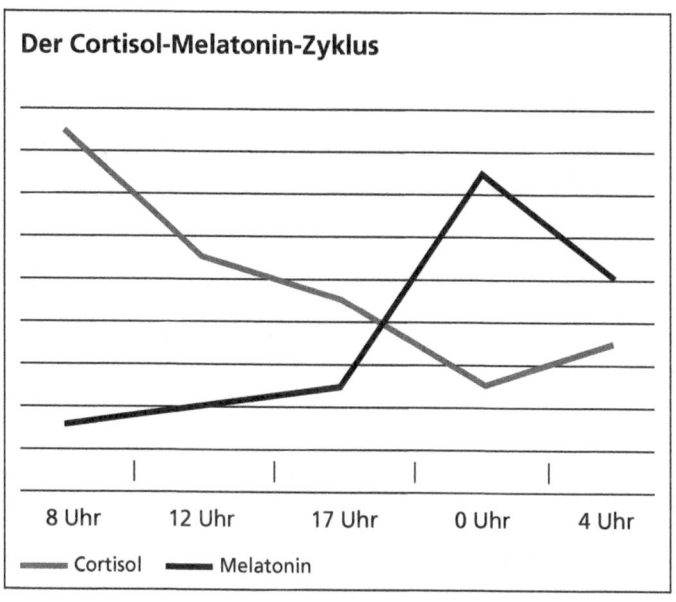

Wenn wir abends müde werden, liegt dies an einem Melatoninanstieg, der 20 Minuten zuvor eingesetzt hat. Ab dem Mittagessen geht die Cortisolproduktion kontinuierlich zurück und erreicht bei gesunden Menschen zur Bettzeit ihren Tiefpunkt. Dadurch kann das Melatonin das Ruder übernehmen. Bei einer gestörten Nebennierenfunktion ist die natürliche Cortisolfluktuation häufig abgeflacht. Dann fehlt möglicherweise der deutliche Anstieg am Morgen oder ein spürbarer Abfall zur Nacht hin.

Blutzucker

Neben allen anderen Aufgaben regulieren die Nebennieren auch noch den Blutzucker. Dazu ist die Bauchspeicheldrüse ihre engste Verbündete. Bekommt der Körper einige Stunden keine Nahrung, so schütten die Nebennieren Cortisol aus. Das Cortisol löst gespeicherte Kohlenhydrate aus Muskeln und Leber und schleust sie ins Blut, damit das Gehirn versorgt bleibt. Im Gesundheitsmodus reichen die Bemühungen der Bauchspeicheldrüse hierfür aus; die Nebennieren müssen kaum etwas dazu beitragen.

Erst bei einem plötzlichen Blutzuckerabfall werden die Nebennieren aktiv und erzeugen zusätzliches Cortisol. Das ist zum Beispiel der Fall, wenn mal eine Mahlzeit ausfällt, aber auch wenn man zu wenige gute Kohlenhydrate oder zu viele falsche Kohlenhydrate isst. Den erhöhten Cortisolspiegel nehmen wir als Stress wahr und sind deshalb bei Hunger leicht gereizt. Ein Blutzuckerabfall erzeugt dieselbe Kampf-oder-Flucht-Reaktion wie Angst. Solange der Blutzucker hingegen stabil bleibt, sind wir gut mit Energie versorgt und bleiben schlank. Bei ständigen Schwankungen neigen wir zu Depressionen und nehmen zu. Und wenn diese Situation länger anhält, kommt es zu unangenehmen Folgen wie Diabetes, Herzproblemen und Krebs.

Der Überlebensmodus

Die Nebennieren haben viele Aufgaben. Am bekanntesten jedoch ist ihr Anteil an der Regulierung des Überlebensmodus. Sobald wir einer stressigen Situation ausgesetzt sind, erzeugen die Nebennieren Hormone, die dem Körper gestatten, Energie aus alltäglichen Abläufen abzuziehen und alles auf die Situation zu konzentrieren, mit der man gerade fertigwerden muss.

Wie der Überlebensmodus mit dem Körpergewicht verbunden ist, erschließt sich durch einen Blick in die Entwicklungsgeschichte. Die menschlichen Gene haben sich 200 000 Jahre lang so entwickelt, dass wir damit überleben konnten. Es gab Zeiten, in denen die Frühmenschen schneller handeln mussten, als der Mensch denken kann. Für kurze, entscheidende Momente mussten sie in der Lage sein, den Körper zu Höchstleistungen anzuspornen.

Unter Lebensgefahr konnten sie nur fliehen oder kämpfen, und zwar intensiver als sonst. Diese Reaktion wurde über Stresshormone aus den Nebennieren ausgelöst. Das erste Hormon, das hiervon nachgewiesen wurde, war Adrenalin. Wenn die Frühmenschen die Gefahr überlebt hatten, war die Kampf- oder-Flucht-Reaktion zu Ende. Danach wurden angenehme Endorphine ausgeschüttet, die ihnen einen zusätzlichen Anreiz gaben, auch den nächsten Tag zu überleben.

Bei Adrenalin kommt uns heute gern der »Adrenalinschub« in den Sinn, nach dem manche Menschen geradezu süchtig werden und die Gefahr aktiv suchen. Sie sind jedoch keineswegs auf das Adrenalin aus, sondern auf die Endorphine, die frei werden, sobald die Gefahr überstanden ist. Ohne eine echte – oder als echt empfundene – Gefahr bleiben die Endorphine jedoch aus.

Chronischer Stress und die Nebennieren

Ständiger Stress durch den Verzehr von stark verarbeiteter Nahrung, Umweltverschmutzung und seelische Belastungen zwingt die Nebennieren zu Überstunden. Wenn sie keine Pause mehr bekommen, ist es, als ob im Körper ein Schalter umgelegt wird, der dauerhaft im Überlebensmodus stehen bleibt. Rundum gesund fühlen wir uns nur, wenn dieser Schalter aus ist. Dann bleibt auch das Gewicht stabil, egal, was wir essen oder wie stark wir uns bewegen. Im Überlebensmodus hingegen klammert sich der Körper an jede verfügbare Kalorie und wandelt sie in Bauchfett um. Unsere Vorfahren haben dank des Überlebensmodus Hungersnöte überstanden; damals war er hilfreich. Heute jedoch wird er durch viele Dinge aktiviert, die keine unmittelbare Gefahr darstellen. Was uns einst das

Überleben erleichtert hat, ist heute unsere größte Bedrohung. Ich übertreibe? Bitte lesen Sie weiter.

Ist Stress wirklich so ein Problem?

Wie sehr kann Stress die Gesundheit beeinträchtigen? Einige Ereignisse in den letzten Jahrzehnten haben uns gezeigt, wie stark die Gesundheit von bestimmten Faktoren beeinflusst wird. Besonders dramatisch war das Reaktorunglück 1986 in Tschernobyl.

Schon der Name Tschernobyl beschwört Bilder einer Katastrophe und der Verseuchung breiter Landstriche herauf. Damals kam es in einem Atomreaktor zur Kernschmelze. Es wurde 400-mal so viel Strahlung freigesetzt wie durch die Atombombe von Hiroshima. Viele sprechen noch heute von der schlimmsten durch Menschen verursachten Katastrophe der Geschichte. Über 200 000 Menschen wurden aus Sicherheitsgründen zwangsumgesiedelt. Eine derart hohe Strahlenbelastung schädigt den menschlichen Körper auf Molekularebene. In jeder Zelle kann die DNA sich verändern, was Schmerzen, Krankheit und Leid nach sich ziehen kann.

Aber auch die zwangsweise Umsiedelung mit dem Verlust der Gemeinschaft, des Auskommens und der angestammten Heimat ist ein Trauma. Die Menschen reagierten mit posttraumatischen Belastungsstörungen, Angst und Depressionen. Langfristig verändert ein derart erhöhter Stresspegel Nahrungsvorlieben, Suchtneigung und die Art und Weise, wie man für sich selbst sorgt.

Die 30 Quadratkilometer rund um Tschernobyl gelten offiziell als Todeszone. Der Zugang zu diesem Bereich wird streng kontrolliert. Dennoch kehrten viele Menschen zurück. Für sie war der Heimatverlust schlimmer als die unsichtbare Strahlung. Viele waren zum Zeitpunkt des Unglücks längst erwachsen, weshalb sie inzwischen allmählich sterben. Man hat nun das Leben der »Tschernobyl-Siedler« mit dem Leben der Evakuierten verglichen, die nicht zurückkehrten. Die Siedler leiden täglich unter Symptomen der Strahlung, der sie ausgesetzt sind. Ihre Gesundheit ist definitiv beeinträchtigt. Dennoch ist das Trauma des Flüchtlingsdaseins womöglich noch schlimmer: Schon die Lebensspanne der Tschernobyl-Siedler ist verkürzt, doch die der Flüchtlinge liegt noch zehn Jahre darunter.[2]

Kann Stress die Gesundheit wirklich messbar beeinträchtigen? Ist er tatsächlich ein so massiver Einfluss, dass er greifbare Folgen wie Übergewicht und Krankheit erzeugen kann? Wenn man bedenkt, dass die körperlichen Folgen von Tschernobyl weniger schlimm sind als die körperlichen Folgen der psychischen Stressbelastung, muss man diese Frage eindeutig bejahen.

Die Nebennieren und das Körpergewicht

Die Hauptaufgaben der Nebennieren sind somit bekannt. Aktuell interessieren Sie sich jedoch vermutlich besonders für eine weitere Aufgabe dieser Drüsen, nämlich die Gewichtsregulierung.

Menschen, die aufgrund von Nebennierenerkrankungen oder Arzneimitteln wie Prednison ungewöhnlich viel Cortisol im Körper haben, entwickeln unabhängig von ihrer Ernährung oder Aktivität eine so genannte Stammfettsucht – sie lagern Bauchfett ein. Die Wissenschaft kennt dieses Phänomen seit den 1950er Jahren, und schon damals kam die Frage auf, ob Nebennierenhormone Fettleibigkeit hervorrufen können. Um dies herauszufinden, ermittelten sie bei Menschen mit unterschiedlichem Körpergewicht verschiedene Hormonmengen, darunter auch den Cortisolspiegel. Die Ergebnisse waren jedoch nicht eindeutig. Einige schwergewichtige Teilnehmer hatten mehr Cortisol, andere weniger. Deshalb wurde dieser Ansatz viele Jahre auf Eis gelegt.

Seit ein paar Jahren wissen wir jedoch, dass Nebennierenhormone nicht nur in den Nebennieren entstehen, sondern auch im Bauchfett, in der Leber und im Gehirn.[3] Neueren Studien zufolge besteht ein klarer Zusammenhang mit dem Körpergewicht, wenn man nicht nur die Cortisolmenge in den Nebennieren, sondern die im ganzen Körper misst.[4] Der

Grund dafür ist eine Enzymgruppe, die ich als AFS *(Adrenal Fat Switch)* – also Nebennierenfettschalter – bezeichne. Zu diesen Enzymen gehören C-Jun-N-terminale Kinase (JNK), Insulysin (IDE) und 11β-Hydroxsteroid-Dehydrogenase (11β-HSD). Wenn wir in den Überlebensmodus verfallen, veranlassen diese Enzyme die Nebennierenhormone zu einer vermehrten Fetteinlagerung. Der Fettschalter ist quasi ein Stressverstärker. Solange er aktiv ist und der Körper auf Überlebensmodus gepolt ist, können wir nicht abnehmen.

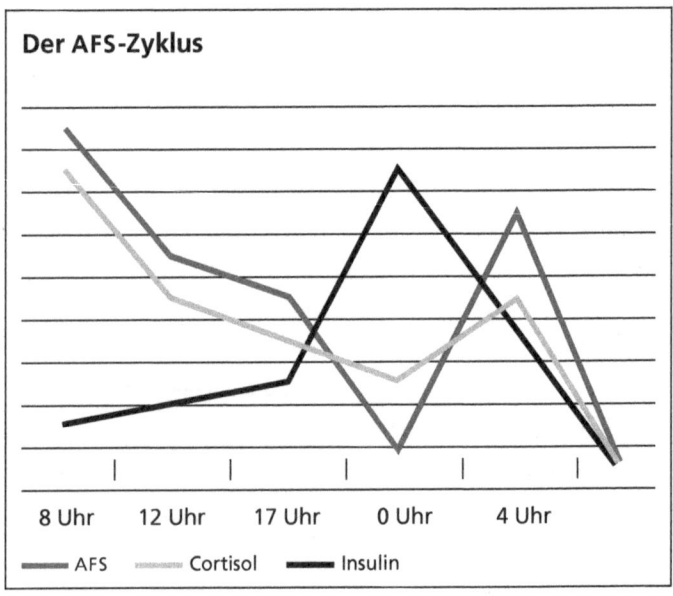

Der AFS-Zyklus

Die stressabbauende Nebennierendiät stellt die Nebennierenrhythmen wieder her, die den Fettschalter abstellen. So können wir Gewicht abbauen.

Früher hielt man den Rhythmus der AFS-Enzyme für gegeben. Inzwischen belegen neue Forschungsergebnisse, dass sich sowohl die Höhe der Cortisolausschüttung durch die Nebennieren als auch die Aktivität des Fettschalters durch die Nahrungswahl beeinflussen lassen.[5] Die richtige Nahrung zum richtigen Zeitpunkt kann das gesamte Nebennierensystem einschließlich des Fettschalters in die Ausgangskonfiguration zurückversetzen.

Nahrungsauswahl und Nebennierenrhythmen

Wie funktioniert nun dieses Nebennierensystem? Offenbar wird bei einem höheren Fett- und Proteinanteil in der Ernährung mehr Cortisol ausgeschüttet, was den Fettschalter abstellt. Das ist am Morgen wünschenswert. Kohlenhydratreiche Mahlzeiten hingegen senken die Cortisolausschüttung und stellen den Fettschalter an. Damit es uns gut geht, sollte der Schalter auf »Aus« stehen – so verbrennen wir Kalorien und erzeugen aus der Nahrung Energie für den folgenden Tag. Diese Diät nimmt auf die Nebennieren Rücksicht, indem sie über die Ernährung Einfluss auf die Fettschalter ausübt – das ist das Neue daran.

Der entscheidende Fehler an normalen Diäten

Normale Diäten senken die Zahl der Kalorien oder der Kohlenhydrate. Dadurch allerdings steigt die AFS-Aktivität, so dass man anschließend leichter wieder zunimmt.[6] Dieser Mechanismus ist derselbe wie bei Stress: Je mehr Stressfaktoren vorliegen, desto stärker gerät das Nebennierensystem aus dem Lot, und desto wahrscheinlicher ist ein Umschalten in den Überlebensmodus.

Der Teufelskreis der Gewichtszunahme

Angesichts des großen Einflusses der Nebennieren auf die Regulierung der Stressreaktion und der diversen möglichen Störfaktoren wird verständlich, warum die Gewichtszunahme sich leicht verselbstständigen kann. Die nachfolgende Grafik veranschaulicht diese Abläufe. So hängt alles zusammen:

- Depressionen, Beruf, Beziehungen, Ernährung und Umweltverschmutzung erzeugen Stress.
- Stress beeinträchtigt die Nebennierenfunktion und lässt den Cortisolspiegel ansteigen.
- Ein erhöhter Cortisolspiegel führt zu vermehrter Einlagerung von Bauchfett.

- Bauchfett erzeugt Appetit auf Zucker, Fett und Salz.
- Bauchfett erzeugt auch selbst mehr Cortisol.
- Die Energieproduktion leidet, weil Kalorien eingelagert und nicht verbrannt werden; das macht müde.
- Mattigkeit und gesundheitliche Beeinträchtigungen machen depressiv.
- Depressionen erhöhen den Stresspegel.

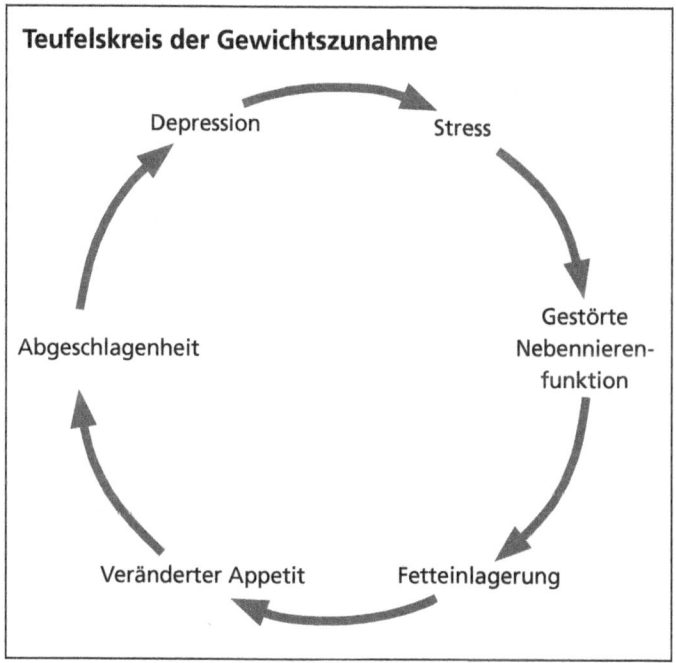

Karen: Stress pur

Karen war Psychologin und arbeitete als Paar- und Familientherapeutin. Ich hatte viel Gutes über sie gehört und überwies daher auch selbst Patienten zur ihr. Dennoch dauerte es Jahre, bis wir uns persönlich begegneten. Eines Tages sprach sie aus gesundheitlichen Gründen bei mir vor. Sie hatte lange keinerlei Gewichtsprobleme gehabt, doch seit einigen Jahren fiel es ihr immer schwerer, ein gesundes Gewicht zu halten. Da sie gesehen hatte, dass viele unserer gemeinsamen Patienten abgenommen hatten, wollte sie mich selbst um Rat bitten.

Karen ging inzwischen mehrmals pro Woche zum Sport, was sie früher nie gebraucht hatte. Außerdem bemühte sie sich um regelmäßige Essenszeiten und aß kein Junkfood. Dennoch war ihr Gewicht ständig am Klettern. Im Rahmen der Ermittlung ihres Stresspegels überprüften wir auch ihren Cortisolrhythmus. Karen wies ein hohes Maß an Dauerstress auf, und das Cortisol fiel nachts nicht mehr ab. Als ich diesbezüglich nachhakte, brach sie in Tränen aus. Trotz ihrer beruflichen Expertise stand ihre eigene Ehe auf der Kippe. Wenn sie nicht zu Hause mit eigenen Schwierigkeiten kämpfte, beriet sie ihre Klienten und kam sich dabei wie eine Heuchlerin vor.

Ich verordnete Karen eine sechswöchige Nebennierendiät und zeigte ihr Atemübungen zur Senkung des Cortisolspiegels. Außerdem ermunterte ich sie, selbst professionelle Hilfe in Anspruch zu nehmen, um sich mit ihrer eigenen Beziehung auseinanderzusetzen. Nach Ablauf der sechs Wochen war Karen fast zehn Kilo leichter und blickte wieder hoffnungsvoller auf ihr Leben und ihre Gesundheit.

Reset für Nebennieren und Gewicht

Bei Gewichtszunahme geht es *nicht* darum, dass wir zu viel Energie zu uns nehmen und zu wenig verbrauchen. Gesunde Menschen können dank der im Tagesverlauf regelmäßig schwankenden Hormone (zirkadianer Hormonzyklus) trotz täglicher Schwankungen bei der Nahrungszufuhr ein gesundes Gewicht halten. Im Überlebensmodus sorgen diese Hormone dafür, dass wir möglichst viel Gewicht einlagern und unsere Energie dabei schnell freisetzen. Eine Gewichtszunahme beruht deshalb darauf, dass unsere Hormone im Überlebensmodus hängen bleiben. Dadurch ändern sich die Verwertung der aufgenommenen Nahrung und unsere Vorlieben.

Wie bereits erwähnt müssen die Nebennieren gesundheitlich viele Aspekte regulieren – andere Hormone, Entzündungsbereitschaft, Kampf-oder-Flucht-Reaktion, Schlaf-wach-Rhythmus und Blutzucker. Auch für das Körpergewicht sind sie zuständig. Je mehr sie bei ihren anderen Aufgaben gefordert sind, desto nachhaltiger schalten sie auf Überlebens- und Speichermodus um: Dann nimmt man zu.

Durch zyklische Kohlenhydratzufuhr, also den Verzehr von Kohlenhydraten zu bestimmten Tageszeiten, lässt sich das Cortisol auf einen gesunden Rhythmus zurückstellen – viel Cortisol am Morgen, wenig gegen Abend. Damit stellt man den Fettschalter ab und schleust die Kalorien zur Energieproduktion in die Muskeln anstatt direkt ins Bauchfett, wo sie dick und träge machen.

»Schlank ohne Stress« ist die erste Diät, die gezielt auf die Nebennierenfunktion wirkt und dort den Fettschalter abstellt. Das führt zu nachhaltigem Fettabbau. Wie das im Einzelnen funktioniert, erfahren Sie in Kapitel 3.

3.

Proteine oder Kohlenhydrate? Schluss mit der Dauerfehde

Proteine oder Kohlenhydrate?

Ende der 1980er war Ernährung noch einfach. Wir dachten, Fett macht fett und sorgt für Ablagerungen in den Blutgefäßen. Es klang so schön logisch! Zuerst war somit *fettarm* modern, dann setzte die Industrie mit *fettfrei* noch eins obendrauf. Wenn Fett schlecht war, war *fettfrei* gut! Ich arbeitete damals in einem Bioladen, und eines Abends waren einige von uns bei einer Kollegin eingeladen. Die Gastgeberin, eine kluge, sportliche Frau, bot uns Gummibärchen und Salzbrezeln an und war ganz stolz auf ihre leckeren, fettfreien Süßigkeiten. Schon damals dachte ich, dass diese Dinge zwar fettfrei, aber bestimmt nicht gesund waren.

Bald darauf machte die ketzerische Vorstellung von »gesunden Fetten« die Runde. Nicht alle Fette waren also schlecht. Heute lachen wir darüber, aber aktuell schlägt das Pendel in die andere Richtung aus – jetzt werden die Kohlenhydrate verteufelt. In manchen ernährungsbewussten Kreisen isst man fröhlich Bacon statt Gummibärchen. Es gibt jedoch nicht nur gute Fette, sondern auch gute Kohlenhydrate und die richtigen Tageszeiten für ihren Verzehr.

Seit wir immer dicker werden, stehen bei Diäten immer wieder die Kohlenhydrate im Mittelpunkt. Low-Carb-Diäten verlangen, dass wir weniger Kohlenhydrate und mehr Proteine essen sollen. Kohlenhydratbetonte Diäten finden Kohlenhydrate wichtig und warnen vor Proteinen und Fett. Auf beiden Seiten liefern glaubwürdige Wissenschaftler, Ärzte und

Ernährungsspezialisten gute Argumente. Einig ist man sich in der Aussage, dass stark verarbeitete Kohlenhydrate schädlich sind, aber zu Bohnen, Vollkornreis, Süßkartoffeln und Obst herrschen gegensätzliche Auffassungen.

Welche Seite hat Recht? Das hängt von der Tageszeit ab.

Kohlenhydrate: Verzicht ist auch keine Lösung

Kohlenhydrate zählen zu den Hauptnährstoffen (Makronährstoffe), also einer Nährstoffgruppe, die wir in sichtbar großen Mengen verzehren – im Gegensatz zu unsichtbaren Mikronährstoffen wie Vitaminen und Mineralstoffen. Beim Betrachten einer Hühnerbrust sieht man langkettige Proteine. Beim Betrachten einer Schüssel Reis sieht man Tausende von Kohlenhydratketten. Der dritte Makronährstoff neben Proteinen und Kohlenhydraten ist Fett.

Kohlenhydrate sind sicher das umstrittenste Thema in der Welt der Ernährung. Seit über 100 Jahren streiten die Befürworter und die Gegner darüber. Lange vor der Atkinsdiät hat William Banting bereits 1863 seinen »Brief über die Korpulenz, An die Öffentlichkeit« vorgelegt, der für viele als das erste Low-Carb-Diätbuch gilt.

Normalerweise sind Kohlenhydrate die Hauptquelle für

den Blutzucker. Dass bei Fettsucht, aber auch bei vielen chronischen Krankheiten wie Diabetes, bestimmten Krebsarten, Herzkrankheit und Alzheimer-Krankheit Reaktionen vorliegen, die mit einem instabilen Blutzucker zusammenhängen, ist eine Tatsache.

Wenn Kohlenhydrate den Blutzucker beeinflussen und ein abweichender Zuckerspiegel so problematisch ist, könnte man sie demnach doch einfach aufgeben. Viele strengere Verfechter der Paleo-Richtung raten genau hierzu und empfehlen, Früchte, Getreide und stärkereiches Gemüse grundsätzlich zu meiden. Auf den ersten Blick wirkt das stimmig, doch unser Körper funktioniert in vielerlei Hinsicht anders als erwartet.

Wenig Kohlenhydrate = viel Cortisol

Ein Problem bei der zu starken Kohlenhydratrestriktion ist der Cortisolanstieg. Cortisol dient nämlich unter anderem zur Blutzuckerstabilisierung. Wenn man Mahlzeiten auslässt oder fastet, sinkt der Blutzucker. Das kann auch geschehen, wenn Mahlzeiten zu wenig Kohlenhydrate enthalten. Nur mit Cortisol kann der Körper den Muskeln und der Leber Blutzucker entziehen. Dieser Cortisolanstieg kann die Fettspeicherenzyme aktivieren und den Schlaf beeinträchtigen. Beides wirkt einem anhaltenden Gewichtsverlust entgegen.

Wenig Kohlenhydrate = Blutzuckeranstieg

Bei der Diabetikerbehandlung setze ich gern auf kontinuierliche Glukosemessung (GCM). Mit diesen Geräten lässt sich der Blutzuckerspiegel mehrere Tage in Folge rund um die Uhr beobachten. Dabei machte ich eine unerwartete Entdeckung: Die meisten Menschen, die weniger als 50 Gramm Kohlenhydrate pro Tag zu sich nehmen, haben dennoch mehr Glukose im Blut als andere, die mehr Kohlenhydrate essen. Das gilt für Diabetiker und Nichtdiabetiker gleichermaßen.

Wenn der Blutzucker jedoch aus Kohlenhydraten stammt, wie kann dann Kohlenhydratverzicht den Blutzucker anheben? Dafür gibt es einen guten Grund: Nach einer Mahlzeit ganz ohne Kohlenhydrate sinkt der Blutzucker allmählich ab. Um ihn zu stabilisieren, erzeugen die Nebennieren zusätzliches Cortisol, das Zucker aus Muskeln und Leber mobilisiert. Damit geht nicht nur Energie verloren, sondern der Blutzucker steigt *stärker* an als durch eine Mahlzeit mit gesunden Kohlenhydraten. Zudem begünstigen Blutzuckerschwankungen die Fettspeicherung und wecken den Appetit auf Zucker.

Wenig Kohlenhydrate = Schlafstörungen

Je mehr wir darüber wissen, wie wichtig ungestörter Schlaf zum Abnehmen ist, desto mehr wollen wir alle Störfaktoren ausschalten. Eine interessante Studie verglich eine kohlenhydratarme Diät mit einer Diät mit mäßigen Kohlenhydratmengen in Bezug auf ihre Wirkung auf den Schlaf. Beide Diäten lieferten 2400 Kalorien und ansonsten eine vergleichbare, ausgewogene Nahrungsmenge. Schon nach 48 Stunden brauchten die Teilnehmer mit der Low-Carb-Diät länger zum Einschlafen und schliefen insgesamt weniger und unruhiger.[1]

Viele Kohlenhydrate sind auch keine Lösung

Wenn kohlenhydratarme Diäten nun schlecht sind – sollten wir dann lieber kohlenhydratbetont essen? Nein. Denn kohlenhydratreiche Ernährungsformen fördern ebenfalls die Fettbildung und machen schlapp.

Eine kohlenhydratarme Ernährung lässt den Blutzucker steigen. Aber wann immer wir zu viel des Guten bekommen (wovon auch immer), verwandeln wir es in etwas anderes. Bei Kohlenhydratüberschuss erzeugt die Leber gefährliche Triglyzeride, die das Herzrisiko erhöhen.[2] Manche davon bleiben in der Leber und tragen zur Entstehung einer Fettleber bei. Die übrigen schwimmen im Blut durch die Gefäße, wodurch das Risiko für Herzgefäßkrankheiten steigt und das Bauchfett weiter anwächst.

Außerdem macht eine kohlenhydratbetonte Ernährung müde. In einer Studie wurde untersucht, wie gut die Teilnehmer nach verschiedenen Frühstücksarten bestimmte Aufgaben lösen konnten. Dazu wurden sie in vier Gruppen aufgeteilt. Die erste Gruppe frühstückte überhaupt nicht. Die zweite bekam ein kohlenhydratreiches Frühstück, die dritte eine Mischung aus Proteinen und Kohlenhydraten und die vierte in erster Linie Proteine. Anschließend bekamen die Teilnehmer vier Stunden lang jeweils nach einer Stunde eine Aufgabe vorgelegt. Nach der ersten Stunde waren alle leistungsfähiger als die Gruppe ohne Frühstück. Nach zwei Stunden war die High-Carb-Gruppe die schlechteste, während sich diejenigen mit mäßiger Proteinzufuhr und die mit hoher Proteinzufuhr gleich gut schlugen. Nach drei Stunden war die Gruppe mit dem proteinreichen Frühstück klar überlegen.[3]

Wer also auf eine dauerhafte Energieversorgung und geistige Belastbarkeit Wert legt, frühstückt am besten proteinreich. Das funktioniert deshalb so gut, weil man damit die morgendliche Cortisolspitze unterstützt und das Insulin nicht vorzeitig in die Höhe treibt. Und das wiederum unterstützt entscheidend den Fettabbau.

Die richtigen Kohlenhydrate zur rechten Zeit!

Obwohl sowohl High-Carb- als auch Low-Carb-Konzepte problematisch sind, braucht der Mensch offenbar Kohlenhydrate. Das Motto lautet ganz klassisch: Alles in Maßen und alles zu seiner Zeit. Wir brauchen die richtigen Kohlenhydrate, nicht zu viele, nicht zu wenige und nicht zu früh am Tag.

Mein Konzept: Zyklische Kohlenhydrataufnahme

Dass die täglichen Nebennierenrhythmen für die Gesundheit entscheidend sind, wurde mir schon vor vielen Jahren bewusst. Solange diese Rhythmen harmonisch ineinandergreifen, sind wir gesund. Geraten sie aus dem Takt – was im Alltag heute schnell der Fall sein kann –, verfallen wir in den Überlebensmodus. Meine Frage war daher: Wenn ein niedriger Blutzucker das Cortisol erhöht und ein hoher Blutzucker es senkt – können Kohlenhydrate dann dazu beitragen, das Cortisol zu normalisieren?

Wie üblich war ich mein erster Testkandidat. Anstatt mich regelmäßig aus dem Schlaf zu reißen, ermittelte ich meinen Blutzucker mit einem speziellen Sensor, der minütlich ein Signal an ein Blutzuckermessgerät schickte. Zusätzlich bestimmte ich, während ich wach war, alle vier Stunden meinen Cortisolspiegel über Speichelproben.

Die Cortisolbestimmung ist erklärungsbedürftig, da es hier verschiedene Methoden gibt, die alle ihre Nachteile haben. Cortisol wird nicht nur von den Nebennieren erzeugt, sondern auch von Bauchfett, Leber und Gehirn. Ein Bluttest zeigt an, wie viel Cortisol im Moment der Blutabnahme ausgeschüttet wird. Das ist nicht optimal, weil bereits der Vorgang des Blutabnehmens den Cortisolspiegel ändern kann. Zudem erhält man damit nur eine Momentaufnahme der Cortisolmenge aus den Nebennieren. Speicheltests sind etwas besser, weil sie anzeigen, wie viel Cortisol man zur jeweiligen Tageszeit erzeugt. Auch sie sind jedoch nicht optimal, weil sich daraus nicht ablesen lässt, wie viel Cortisol außerhalb der Nebennieren erzeugt wird. Die Cortisolbestimmung über Haare und über einen 24-Stunden-Sammelurin gestattet die Ermittlung der Gesamtcortisolmenge aus den Nebennieren und des meisten Cortisols aus Fett, Leber und Gehirn. Daraus ergeben sich aber ebenfalls keine Rückschlüsse auf Schwankungen im Tagesverlauf. Während ich meine Theorien ausarbeitete und überprüfte, nutzte ich alle drei Testvarianten: Blut, Speichel und Urin.

In meinem ersten persönlichen Experiment war das Cortisol morgens höher und abends niedriger, also ganz normal. Danach erhob ich weiterhin Daten, aß aber zwei Tage lang keine Proteine vor 15 Uhr und keine Kohlenhydrate nach 15 Uhr. Damit kippte nicht nur der Cortisolspiegel, sondern ich konnte auch nicht mehr schlafen. Obwohl ich auf gleiche Kalorienzufuhr achtete, nahm ich ein paar Pfund zu und entwickelte abends große Lust auf Zucker. Am zweiten Tag war mein Blutzucker morgens höher als normal. Nachdem ich hingegen einige Tage morgens wenig Kohlenhydrate und abends weniger Protein gegessen hatte, normalisierten sich sowohl der Schlaf als auch der Blutzucker wieder.

Im nächsten Schritt bat ich meine Patienten um Hilfe. Ich wählte einige aus, deren Blutzucker ständig schwankte und die mit hartnäckigen Gewichtsproblemen und ungünstigen Cortisolrhythmen zu kämpfen hatten. Sie wurden über den experimentellen Ansatz meiner Idee aufgeklärt, und ich fragte, ob sie einen neuen Ernährungsansatz mit zyklischer Kohlenhydratzufuhr ausprobieren wollten. Die ersten Ergebnisse waren vielversprechend. Ich hörte durchweg Gutes: Meine Patienten konnten leichter Gewicht abbauen, hatten weniger Lust auf Stärke, mehr Energie und konnten besser schlafen. Bei den Diabetikern und Prädiabetikern ging zudem der Blutzucker deutlich zurück.

Inzwischen belegen auch andere Untersuchungen, dass Kohlenhydrate den täglichen Cortisolrhythmus regulieren können. Allerdings habe ich noch keine Studie gesehen, die dieses Konzept zum Ausgangspunkt für eine Gewichtsreduktion macht.[4]

Nachdem Sie nun wissen, dass es bei Kohlenhydraten auf den richtigen Zeitpunkt ankommt, sollten wir uns gründlicher mit Kohlenhydraten und den anderen Makronährstoffen beschäftigen. Dann können Sie leicht eine Ernährungsform finden, die Ihnen gut bekommt.

Kohlenhydrate: Die Mischung macht's

Alle Gerichte, die aus Pflanzen hergestellt werden, liefern gesunde Kohlenhydrate. Gemüse wie grünes Blattgemüse (Kohl, Blattsalat), Zwiebeln, Pilze, Sprossen, Sellerie und Tomaten enthalten nur kleine Mengen Kohlenhydrate. Stärkehaltiges Gemüse wie Möhren, Kürbis, Rüben und Mais hat einen höheren Kohlenhydratanteil. Die meisten Kohlenhydrate finden sich in Getreide, Hülsenfrüchten und Obst.

Lebensmittel mit Zucker und Mehl enthalten ungesunde Kohlenhydrate. Viele dieser ungesunden Kohlenhydrate stecken in der modernen Ernährung in Brot, Frühstückscerealien, Keksen, Kuchen, Pfannkuchen, Waffeln, Toast, Säften, Sirup, Limonaden und Süßigkeiten. Auch Trockenfrüchte und reine Fruchtsäfte können problematisch sein, selbst frisch gepresster Saft mit Fruchtfleisch.

Ballaststoffe und Fruchtzucker: Gute und böse Kohlenhydrate

Ballaststoffe und Fruchtzucker sollte man besonders im Blick behalten. Wer begreift, welche Rolle sie für die Gesundheit spielen, kann bessere Entscheidungen treffen.

Ballaststoffe oder Fasern sind Bestandteile von Kohlenhydraten, die wir nicht verdauen können, die aber gesundheitlich von großem Nutzen sind. Ballaststoffe unterstützen uns beim Abnehmen. Sie helfen dem Körper, Giftstoffe auszuscheiden, und schützen das Immunsystem.[5] Die wichtigsten Varianten sind lösliche, unlösliche und resistente Ballaststoffe.

Unlösliche Ballaststoffe

Unlösliche Ballaststoffe lösen sich nicht in Wasser auf. Das ist die Assoziation, die vielen bei dem Wort »Fasern« als Erstes in den Sinn kommt. Sie unterstützen die Darmtätigkeit und stabilisieren den Blutzucker. Die besten Quellen für unlösliche Ballaststoffe sind Vollkorn, Nüsse, grünes Blattgemüse und die Schalen von Wurzelgemüse.

Bitte zugreifen: Vollkornreis, Quinoa, Gerste, Buchweizen, Mandeln, Brokkoli, Kohl, Möhren, junge Kartoffeln mit Schale.

Lösliche Ballaststoffe

Lösliche Ballaststoffe lösen sich in Wasser auf und ernähren die erwünschten Bakterien im Darm. Außerdem wirken sie dem Bauchfett entgegen und senken das Cholesterin. Lösliche Ballaststoffe tragen zur Senkung des Herzrisikos bei, stärken das Immunsystem und können das Risiko für bestimmte Krebsarten mindern.[6] Sie sind insbesondere in Hülsenfrüchten, manchen Getreidearten (Buchweizen, Vollkornreis, Quinoa) sowie Beeren und Samen enthalten.

Bitte zugreifen: Linsen, Kichererbsen, Brombeeren, Leinsamen und glutenfreie Haferflocken.

Resistente Stärke

Resistente Stärke ist eine Neuentwicklung. Sie wird zwar verdaut, aber erst nach vielen Stunden und nur von den guten Darmbakterien. Diese Ballaststoffart enthält zwar Kalorien, doch die meisten davon sind nicht verwertbar und machen daher nicht dick. Das Bemerkenswerte an resistenter Stärke ist, dass sie im Gegensatz zu anderen Kohlenhydraten kaum oder gar keinen Einfluss auf die Insulinreaktion hat. Die von ihr provozierte Insulinausschüttung ist sogar im Einzelfall niedriger als durch kohlenhydratfreie Lebensmittel wie Fleisch, Geflügel und Eier. Deshalb enthalten viele der kohlenhydratarmen Frühstücksideen der »Schlank ohne Stress«-Diät Lebensmittel, die reich an resistenter Stärke sind.

Bitte zugreifen: Gekochte Kartoffeln, weiße Bohnen, rote Bohnen, schwarze Bohnen, unreife Bananen.

> **Fettabbau mit resistenten Ballaststoffen**
>
> In einer Studie an 16 stark übergewichtigen Männern und Frauen mit Insulinresistenz wurde überprüft, ob resistente Ballaststoffe dazu beitragen können, Glukose in die Muskeln zu schleusen, anstatt in die Fettreserven. Bereits nach acht Wochen zeigte sich, dass die resistente Stärke Blutzucker und Insulin senken konnte. Parallel dazu stieg die Fähigkeit der Muskeln zur Glukoseverwertung um 65 Prozent. Diese Ergebnisse traten ohne Diät und Sport ein – allein durch die Ergänzung resistenter Ballaststoffe.[7]

Fruchtzucker (Fruktose)

Während die Ballaststoffe die gesündeste Form der Kohlenhydrate sind, ist Fruchtzucker die ungesündeste Form. Fruchtzucker oder Fruktose ist eine Zuckerform, die ausschließlich in der Leber zerlegt wird. Leider ist die Leber damit schnell überlastet – zu viel Fruktose kann sie »verstopfen«. Solange wir Fruchtzucker nur über Früchte aufnehmen, ist dies unproblematisch. Inzwischen jedoch nehmen wir so viel über Fertigprodukte zu uns, dass wir empfindlicher darauf reagieren. Das ist inzwischen ein so großes Problem, dass viele Fruktose als den bedeutsamsten Faktor hinter der Adipositas-Epidemie ansehen.

Das Verhältnis von Fruchtzucker zu Ballaststoffen

Wenn Ballaststoffe gut sind und Fruktose schlecht ist, eignet sich das »B:F-Verhältnis« zur Ermittlung, ob kohlenhydrathaltige Lebensmittel gesund sind oder nicht: Je höher der Ballaststoffanteil und je geringer der Fruktoseanteil, desto besser ist das Lebensmittel für uns. Nachfolgende Tabelle gibt für verschiedene unverarbeitete Kohlenhydratträger das Ballaststoff-Fruktose-Verhältnis an. Wer abnehmen möchte, sollte sich auf Kohlenhydrate mit einem Ergebnis von 4 oder mehr konzentrieren. (Dabei gilt immer, dass die stärkearmen Gemüsesorten aus den Listen für unbegrenzten Verzehr keine nennenswerten Mengen an Fruktose enthalten und natürlich gern gegessen werden dürfen.)

Der Blick in die Tabelle verrät, dass die Lebensmittel stets ihrer Kategorie treu bleiben. Grundsätzlich sind Hülsenfrüchte am besten, gefolgt von glutenfreiem Vollkorngetreide und Gemüse. Bei den Früchten gibt es ebenfalls eine große Auswahl. Die Angaben gelten jeweils für eine normale Portion.

Paleo-Prinzipien und die Nebennierendiät

Die Paleo-Bewegung hat die Vorstellungen über gesunde Ernährung in den letzten Jahren in vielerlei Hinsicht positiv beeinflusst. Die Wertschätzung für frisches Gemüse aus Bioanbau und hochwertige magere Proteine ist gestiegen, und viele Menschen verzichten bewusst auf synthetisch erzeugte, stark verarbeitete Lebensmittel. Auch das Bewusstsein für die Schattenseiten ungesunder Kohlenhydrate ist gewachsen. Viele Menschen haben begriffen, dass Milchprodukte, Gluten, Soja und Zucker im Einzelfall gesundheitsschädlich sein können, und zwar auch ohne prompte Unverträglichkeitsreaktionen.

Das Ballaststoff-Fruktose-Verhältnis (B:F)

Lebensmittel (normale Portion)	Ballaststoffe (Gramm)	Fruktose (Gramm)	B:F-Verhältnis
Schwarze Bohnen (80 g)	10	< 0,5	20
Kidneybohnen (80 g)	10	< 0,5	20
Pintobohnen (80 g)	10	< 0,5	20
Dicke weiße Bohnen (80 g)	8	< 0,5	16
Vollkornreis, gekocht (8 EL)	6	< 0,5	12
Quinoa, gekocht (8 EL)	6	< 0,5	12
Buchweizengrütze, gekocht (8 EL)	5	< 0,5	10

Ballaststoffe und Fruchtzucker: Gute und böse Kohlenhydrate

Lebensmittel (normale Portion)	Ballast-stoffe (Gramm)	Fruktose (Gramm)	B:F-Ver-hältnis
Brokkoli (90 g)	4	0,5	8
Kartoffeln, gekocht (3 kleine)	4	0,5	8
Haferflocken, glutenfrei (45 g)	4	< 0,5	8
Süßkartoffeln, geschält und gekocht (100 g)	4	< 0,5	6
Möhren, gekocht (2 mittelgroße)	2	0,5	4
Maiskörner, gekocht (8 EL)	5	1,5	3,33
Himbeeren (70 g)	5	2	2,5
Blumenkohl, roh (100 g)	3	1,5	2
Feigen, getrocknet (6 mittelgroße)	20	17	1,17
Heidelbeeren (80 g)	4	4	1
Erdbeeren (70 g)	1,5	1,5	1

Proteine oder Kohlenhydrate?

Lebensmittel (normale Portion)	Ballaststoffe (Gramm)	Fruktose (Gramm)	B:F-Verhältnis
Ananasstücke (75 g)	2	2	1
Nektarine mit Schale (1)	2	2	1
Datteln, getrocknet (3 Stück, Noor)	3	3	1
Aubergine, gekocht und geschält (8 EL)	3	4	0,75
Zwiebel, roh (4 EL)	1	1,5	0,66
Kiwi (1)	2	3	0,66
Aprikosen, getrocknet (100 g/ca. 12 Stück)	5	8	0,63
Birne mit Schale (1)	6	10	0,6
Kohl, roh (100 g)	1,8	3	0,6
Banane (1)	3	6	0,5
Apfel (1)	4	11	0,36
Rosinen (4 EL)	3	11	0,27

Lebensmittel (normale Portion)	Ballaststoffe (Gramm)	Fruktose (Gramm)	B:F-Verhältnis
Honigmelone, gewürfelt (175 g)	1	5	0,2
Datteln, getrocknet (3 Stück, Medjool)	4	21	0,19
Kirschen (75 g)	1	7	0,14
Mango, gewürfelt (80 g)	2	16	0,125
Trauben (170 g)	1	12	0,08

Einige Anhänger der Paleo-Ernährung vertreten die Auffassung, dass man auch auf alle Hülsenfrüchte und sogar auf glutenfreies Getreide verzichten sollte, weil diese Pflanzen Stoffe wie Phytinsäure enthalten. Solche Bestandteile könnten dem Körper Mineralstoffe entziehen und somit einen Mangel an essentiellen Nährstoffen erzeugen. Phytinsäure bindet in der Tat Mineralien, aber diese Bindung findet bereits vor dem Verzehr in den Lebensmitteln statt. Sie kann dem Körper keine aufgenommenen Mineralstoffe entziehen. Der wichtigste Nachteil an Phytinsäure ist, dass sie bei phytinsäurehaltigen Lebensmitteln die Eisenaufnahme hemmt. Wenn man sein Eisen also ausschließlich aus pflanzlichen Quellen wie Bohnen und Spinat beziehen möchte, könnte man nicht ausreichend Eisen aufnehmen. Sobald tierische Quellen hinzukommen, also dunkles Geflügelfleisch (Schenkel) und rotes Fleisch, ist das Eisen gut verwertbar – auch wenn man bei derselben Mahlzeit auch phytinsäurehaltige Lebensmittel (zum Beispiel Bohnen) isst.

Obendrein ist Phytinsäure nicht nur harmlos, sondern unterstützt das Immunsystem und könnte das Darmkrebsrisiko senken.[8] Phytinsäurehaltige Nahrung ist zugleich die beste Quelle für unlösliche Ballaststoffe, die wir für eine ausgewogene Darmflora benötigen. Viele Lebensmittel, die Paleo-Freunde nicht meiden, enthalten ebenfalls viel Phytinsäure, manchmal sogar mehr als die verbotenen Bohnen und das Getreide. Hierzu zählen Nüsse, Samen, Kartoffeln und Süßkartoffeln. Ohne glutenfreies Getreide und Hülsenfrüchte bleiben als Kohlenhydratträger nur noch Früchte, doch wenn Früchte die einzige Kohlenhydratquelle werden, nimmt man am Ende viel zu viel Fruktose zu sich.

Kurz gesagt: Glutenfreies Getreide, stärkereiches Gemüse und Hülsenfrüchte sind ein wichtiger Bestandteil einer gesunden Ernährung und sollten nicht gemieden werden.

Die ideale Kohlenhydratmenge

35 bis 45 Prozent der Tageskalorien sollten über Kohlenhydrate zugeführt werden. Um diese Menge zu erreichen, sollten die Kohlenhydrate vornehmlich aus Gemüse stammen und gewichtsmäßig ungefähr die Hälfte dessen ausmachen, was man pro Tag zu sich nimmt. Diese Faustregel gilt nicht für jede einzelne Mahlzeit, aber doch für jeden Tag.

Den meisten Erwachsenen, die am Tag weniger als eine Stunde Sport treiben, reichen 75 bis 90 Gramm völlig aus. Das ist die Menge, die in drei Kellen (375 ml) Vollkornreis, Pintobohnen oder Süßkartoffeln steckt. Bei weniger als 50 Gramm pro Tag wird man sehr müde und baut Muskeln ab. In einer Studie an Erwachsenen zeigte sich, dass bei unter 50 Gramm Kohlenhydrathormonen pro Tag die Schilddrüsenhormone blockiert wurden und der Verlust an Muskelmasse um 44 Prozent anstieg.[9]

Empfehlenswert sind insbesondere langsam verwertbare Kohlenhydrate wie schwarze Bohnen, Vollkornreis, Quinoa oder gekochte Kartoffeln. Nach dem Essen werden die Kohlenhydrate im Magen zerlegt und gehen dann über den Dünndarm ins Blut über. Schnell absorbierte Kohlenhydrate bewirken einen baldigen Blutzuckerabfall mit ansteigendem Cortisol. Mit dieser Cortisolreaktion könnten diese Kohlenhydrate entweder als Treibstoff dienen oder als Fett eingelagert werden.

Kohlenhydrate, die zu schnell aufgenommen werden, stammen aus stark verarbeiteten Lebensmitteln, die zudem deutlich mehr Fruktose als Glukose enthalten. Solche Lebensmittel sind leicht zu erkennen, denn sie stecken in Kartons. Über 80 Prozent der 60 000 Lebensmittel, die in amerikanischen Supermärkten erhältlich sind, wurden stark verarbeitete Kohlenhydrate und Fruktose zugesetzt. Die meisten abgepackten Lebensmittel enthalten Weißmehl, Maissirup (Fruktose-Glukose-Sirup), hydrogenisierte Öle, Salz und künstliche Farb- und Aromastoffe in unterschiedlicher Kombination. Sobald etwas mehr als fünf Inhaltsstoffe enthält, sollten Sie gar nicht lange weiterlesen – stellen Sie es einfach ins Regal zurück.

Der ideale Zeitpunkt für Kohlenhydrate

Neben dem Tempo der Aufnahme sollte man auch wissen, ob diese ins Fettgewebe oder in die Muskeln wandern. Das schwankt im Tagesverlauf. Im Rahmen der Nebennierendiät verlegen wir die Kohlenhydrataufnahme weitgehend auf Nachmittag und Abend. Nachts reagieren die Muskeln nämlich besser auf Insulin und saugen die Kohlenhydrate auf, bevor das Fett zugreifen kann. Abendlicher Kohlenhydratverzehr begünstigt auch die körperliche Entspannung und stellt Zyklen wieder her, die uns besser schlafen lassen und die Schmerzempfindlichkeit herabsetzen.

Proteine und Fette: Aller guten Dinge sind drei

Kohlenhydrate allein reichen natürlich nicht aus – ohne die richtige Menge guter Proteine und Fette können sie ihre Wirkung nicht entfalten.

Proteine

Der Begriff »Protein« stammt von einem griechischen Wort mit der Bedeutung »Haupt-« oder »erster«. Bei ausreichender Proteinversorgung, aber zu wenig Kohlenhydraten oder Fett können wir überleben, auch wenn die Gesundheit vielleicht darunter leidet. Ein Proteinmangel hingegen kann tödlich sein, selbst wenn genügend Kohlenhydrate und Fett zur Verfügung stehen. Besonders eiweißarme Ernährungsformen schädigen den Darm so massiv, dass er nichts mehr aufnehmen kann.

Da man heutzutage kaum noch an Proteinmangel stirbt, sind viele Experten der Meinung, dass gewisse Mindestmengen völlig ausreichen. Einerseits ist das richtig: Um einen kritischen Mangelzustand zu verhindern, ist sehr wenig Protein erforderlich. Allerdings werden bei einer sehr knappen Proteinversorgung allmählich Muskeln, Knochen und Organe als zusätzliche Proteinquellen herangezogen. Das kann selbst bei einer Ernährung eintreten, die so viele Kalorien enthält, dass die Betreffenden damit zunehmen.[10]

Welche Lebensmittel enthalten Proteine?

Hochwertige Proteine finden sich in Huhn, Pute, Fisch, Meeresfrüchten, magerem Rindfleisch, Büffelfleisch, Wild, Schweinefleisch und in Proteinpulver tierischer oder pflanzlicher Herkunft. Auch Getreide, Bohnen, Hülsenfrüchte, Nüsse, Samen, Käse und Milch enthalten Proteine, allerdings haben diese hier nur wenig Anteil an den Gesamtkalorien.

Die letztgenannten Lebensmittel können einen Proteinmangel verhindern, tragen aber zur schlanken Linie weniger bei als höherwertige Proteine. Nachgewiesen wurde dies in einer faszinierenden Studie an 25 Teilnehmern, die freiwillig acht Wochen lang jeden Tag 1000 Kalorien zu viel zu sich nahmen. Dabei bekam eine Gruppe eine vegetarische Ernährung, in der nur fünf Prozent der Kalorien aus Proteinen stammten; die zweite Gruppe eine typisch amerikanische Diät mit 15 Prozent Protein; die dritte Gruppe hingegen mit 25 Prozent eine besonders proteinreiche Ernährung. Im Verlauf der acht Wochen nahmen alle Gruppen an Gewicht zu, allerdings auf unterschiedliche Weise. Bei proteinarmer Ernährung gingen rund 700 Gramm Muskelmasse verloren, obwohl die Teilnehmer an Fett zulegten. Die Gruppe mit der proteinreichen Ernährung legte indessen die Hälfte des Gewichts in Form von Muskeln zu.[11]

Die ideale Proteinmenge

Um schlank zu bleiben und den Stoffwechsel am Laufen zu halten, sollte die Proteinmenge rund 25 bis 30 Prozent der Tageskalorien liefern. Das heißt, ein Viertel bis ein Drittel der täglichen Nahrungsmenge sollte aus proteinreichen Lebensmitteln bestehen.

Empfehlenswerte Proteinträger

Bei den proteinreichen Lebensmitteln lohnt sich ein zweiter Blick. Sojaprodukte sollte man nicht regelmäßig zu sich nehmen – sie stören die Schilddrüsenfunktion, verändern den Hormonstoffwechsel und fördern die Gewichtszunahme.[12] Eier und fettfreier, ungesüßter griechischer Joghurt sind ausgezeichnete Proteinlieferanten, doch viele Menschen vertragen sie nicht so gut. Deshalb sollten Sie diese Proteine vorerst meiden, bis Sie den Überlebensmodus spürbar abgeschüttelt haben.

Bei Geflügel, Rind- und Schweinefleisch sind die fettärmeren Varianten vorzuziehen. Wir sind regelmäßig vielen Toxinen ausgesetzt, und die schlimmsten davon, die wir kaum loswerden, sind im Fett gespeichert. Den Tieren, die wir essen, ergeht es ebenso. Auch bei freilaufenden Hühnern und Weiderindern, die ohne Hormone und nach Biokriterien gehalten wurden, ist die Giftbelastung im Fett höher als im mageren Fleisch. Fisch und Meeresfrüchte sind nachweislich gesund; hier sollte man auf möglichst unbelastete Ware und nachhaltige Fischereimethoden achten.

Bitte zugreifen: Fleisch von freilaufenden Hühnern und Puten aus Bioaufzucht, mageres Rindfleisch aus Weidehaltung. Bei Meeresfrüchten sind insbesondere Austern, Kamm- und Venusmuscheln, Shrimps, Wildlachs, Sardinen und Schnapper zu empfehlen.

Essentielle und nicht essentielle Fette

Die meisten Fettsäuren, die der Körper verwertet, bilden wir nach Bedarf selbst – das sind die nicht essentiellen Fettsäuren. Andere Fettsäuren kann der Körper nicht selbst herstellen, sondern muss sie aufnehmen – das sind die essentiellen Fettsäuren. Diese Fettsäuren müssen wir regelmäßig über die Ernährung zuführen, um gesund zu bleiben. Sie treten in zwei Formen auf, Omega-3- und Omega-6-Fettsäuren.

Omega-3-Fettsäuren

Omega-3-Fettsäuren sind gesundheitlich in vielerlei Hinsicht unverzichtbar. Im Vordergrund stehen dabei die Entwicklung und die Funktion des Gehirns sowie die Entzündungskontrolle. Zu diesen Fetten gehören die pflanzliche Alpha-Linolensäure (ALA) und zwei tierische Omega-3-Fettsäuren, EPA und DHA. Aufgrund einer Genvariante des Enzyms Dela-5-Desaturase kann etwa die Hälfte der Menschheit pflanzliche Omega-3-Säure in EPA umwandeln. Was der Mensch als Allesfresser nicht beherrscht, ist die Umwandlung von pflanzlichen Omega-3-Säuren in DHA. Deshalb sind tierische Omega-3-Quellen mehr zu empfehlen. Für strenge Vegetarier gibt es jedoch Ergänzungsmittel, die EPA und DHA aus Algen liefern.

Bitte zugreifen: Empfehlenswerte Meeresfrüchte sind dieselben wie bei den Proteinen (Muscheln, Wildlachs, Sardinen). Pflanzliche Omega-3-Träger sind Leinsamen und Hanf.

Omega-6-Fettsäuren

Zu den bekanntesten Omega-6-Fettsäuren zählen Linolsäure, Gamma-Linolensäure und Arachidonsäure. Sie sind unerlässlich für die Reparatur der Haut und die Herstellung wichtiger Bausteine im Körper, zum Beispiel die Nervenzellen. Da der

Omega-6-Bedarf relativ gering ist, lässt er sich über die normale Ernährung problemlos decken. Omega-6-Fette stecken in allen Nüssen, Samen und pflanzlichen Ölen. Es gibt Hinweise darauf, dass Omega-3- und Omega-6-Fettsäuren zwar jeweils essentiell sind, aber am besten wirken, wenn sie in einem bestimmten Verhältnis aufgenommen werden.

Vier bis acht Esslöffel Nüsse, Kerne oder Samen (eine Handvoll) pro Tag liefern bereits alle nötigen Omega-6-Fettsäuren.

Bitte zugreifen: Avocados, Cashewnüsse, Kürbiskerne, Macadamia-Nüsse, Mandeln, Paranüsse, Pistazien, Sonnenblumenkerne, Walnüsse.

Omega-9-Fettsäuren

Omega-9-Fette (einfach ungesättigte Fettsäuren) sind nicht essentiell, doch die Nahrungsmittel, in denen sie stecken, enthalten viele Ballaststoffe oder andere wünschenswerte Substanzen wie Phenole. Sie sind der Grund, warum Olivenöl, Mandeln, Avocados und Pistazien so gesund sind. Sobald der Bedarf an essentiellen Fettsäuren gedeckt ist, sollten die restlichen Fettkalorien über Omega-9-reiche Quellen gedeckt werden.

Bitte zugreifen: Oliven, Olivenöl, Avocados.

Gesättigte Fettsäuren

Gesättigte Fette waren lange verschrien, weil sie mit Herzinfarkt und Krebs in Zusammenhang gebracht wurden. Inzwischen haben viele Autoren auf Fehler in früheren Auswertungen hingewiesen. Heute fragt sich die Fachwelt, ob gesättigte Fette womöglich nicht nur harmlos, sondern sogar gesund sind.

Eine gesättigte Fettsäure ist Palmitinsäure. Alle Säugetiere, damit auch der Mensch, können diese Säure aus verschiedenen verfügbaren Bausteinen selbst herstellen, sobald sie benötigt wird.

Zu den Grundregeln der Ernährungswissenschaft zählt, dass wir am gesündesten sind, wenn wir ausreichend essentielle Nährstoffe erhalten, aber nicht zu viele überflüssige Kalorien. Da gesättigte Fette nicht essentiell sind, können Quellen wie Margarine, Butter oder Sahne (sauer oder süß) eigentlich nur Extrakalorien beisteuern. Da sie keinerlei essentielle Nährstoffe wie Proteine, Ballaststoffe oder Vitamine liefern, sollte man ihre Menge lieber begrenzen. In Kombination mit hochwertigen tierischen Proteinen (Muskelfleisch) und wichtigen Mikronährstoffen hingegen ist nichts gegen sie einzuwenden.

Bitte zugreifen: Dunkles Hühner- oder Putenfleisch (Schenkel), Rindfleisch aus Weidehaltung.

Die ideale Fettmenge

Unser Bedarf an essentiellen Fettsäuren lässt sich zwar bereits über kleine Mengen decken, doch wer zu wenig Fett zu sich nimmt, isst am Ende häufig zu viele Kohlenhydrate. Darum sollten die Fette 20 bis 35 Prozent der Tageskalorien beisteuern. Fette sind energetisch stärker konzentriert als Proteine und Kohlenhydrate. Deshalb sollten deutlich weniger als ein Drittel der täglichen Nahrungsmenge aus Fettträgern bestehen.

Viele Fertigprodukte enthalten bereits ausreichend oder zu viel Fett. Natürliche Nahrungsmittel hingegen (Bohnen, Vollkorngetreide, Gemüse, magere Proteine und Früchte) vertragen eine Zugabe von gesundem Fett. Geben Sie an solche Mahlzeiten daher einen oder zwei Esslöffel Nüsse oder Nussbutter oder einen bis zwei Teelöffel Öl oder ein Viertel einer Avocado.

»Schlank ohne Stress« im Praxistest

Nachdem ich über Jahre beobachten konnte, wie gut einzelne Personen auf dieses Ernährungskonzept ansprachen, initiierte ich schließlich eine Studie, um es auch anhand einer Gruppe zu überprüfen. Damit wollte ich zwei Thesen belegen: erstens, dass man auf diese Weise Bauchfett abbaut, und zweitens, dass die Nebennierenfunktion sich dadurch normalisiert.

Meine Patienten sind für mich immer wie eine große Familie. Als ich sie also um rege Teilnahme bat, reagierten sie äußerst hilfsbereit. Einen Monat lang befolgten 58 Teilnehmer exakt die Diät, die in diesem Buch dargestellt ist. Allerdings gab es einen wichtigen Unterschied: Ich wollte schließlich zeigen, dass der Fettschalter sich bereits allein durch die Ernährungsumstellung umlegen lässt. Deshalb bat ich meine Teilnehmer, ansonsten keine Änderungen im Alltag vorzunehmen. Sie sollten keine unterstützenden Kräuter oder andere Ergänzungsmittel einnehmen, sich genauso viel oder wenig bewegen wie bisher, keine Entspannungsübungen einführen und auch beim Schlaf nicht aktiv eingreifen.

All diese zusätzlichen Schritte hätten die Ergebnisse zwar verbessert und den dauerhaften Erfolg unterstützt, doch ich wollte sehen, was sich durch nur *eine* Veränderung erreichen lässt. Nach dem ersten Monat erweiterte ich die Studie um die eben genannten Aspekte, doch in den ersten vier Wochen beruhten alle positiven Veränderungen allein auf der Ernährung.

Am Ende der Studie hatten 42 Teilnehmer alle Einstiegs- und Ausgangstests absolviert. Das Durchschnittsalter lag bei 44 Jahren; 83 Prozent waren Frauen. Die Ergebnisse waren bemerkenswert. Der größte Gewichtsverlust betrug 8,25 Kilogramm. Durchschnittlich bauten die Teilnehmer rund vier Kilogramm Gewicht ab. Nur zwei nahmen gar nicht ab, doch selbst hier ging der Körperfettanteil zurück. Auch die Veränderungen des Taillenumfangs waren auffällig. Über die Hälfte der Teilnehmer (22) verloren mehr als fünf Zentimeter, etliche sogar mehr als zehn Zentimeter Bauchumfang.

Die Nebennierenfunktion hatte sich dabei sichtlich verbessert. Anhand von Messungen zum Cortisolrhythmus verglichen wir, wie sehr die Nebennierenfunktion vor und nach der Diät dem Idealzustand entsprach. Da eine gestörte Nebennierentätigkeit sich sowohl durch zu hohe als auch durch zu niedrige Werte zeigen kann, ermittelten wir die Abweichungen von gesunden Werten.

Die Studie ergab, dass die Diät den Cortisolspiegel zu allen Tageszeiten näher an den Idealwert verschob. *Im Durchschnitt ergab sich durch die Diät im Tagesverlauf eine Korrektur des Cortisolstoffwechsels um über 50 Prozent.* (Isolierte Studien hatten bereits nachgewiesen, dass Ernährungsumstellungen das Cortisol beeinflussen, doch ich kannte zuvor keinen Nachweis, dass eine andere Ernährungsform den empfindlichen zirkadianen Rhythmus, der unsere Gesundheit steuert, erfolgreich wiederherstellen kann.) Die Ergebnisse der Studie sind in der nachfolgenden Tabelle aufgeführt.

Was bedeutet nun ein besserer Cortisolstoffwechsel? Er zeichnet sich durch weniger Bauchfett, mehr Energie, weniger Angst, erholsameren Schlaf, ein gesünderes Immunsystem und ein längeres Leben aus. Im Überlebensmodus kann die zyklische Kohlenhydratzufuhr bereits nach 24 Stunden eine Verbesserung bewirken. Nach 30-tägiger strategischer Kohlenhydratzufuhr automatisiert sich der gesündere Cortisolrhythmus. Dann ist er umso leichter zu erhalten, weil er dem natürlichen Rhythmus des Körpers entspricht, der uns mit reichlich Energie und natürlichem problemlosen Gewichtsabbau beschenkt.

30-Tage-Ergebnisse der Nebennieren-Reset-Studie (ARD Study)

Körperliche Veränderungen	Gewicht (kg)	BMI	Fettanteil	Taillenumfang (cm)
Anfangsdurchschnitt	82,6	29,4	35,42 %	95,8
Enddurchschnitt	78,6	28,0	33,41 %	90,4
Veränderungen insgesamt	–4	–1,46	–2 %	–5,4
Veränderungen prozentual	–5,05 %	–4,95 %	–5,8 %	–5,81 %

Nebennieren-veränderungen	Zeitpunkt der Messung			
	7–9 Uhr	12–13 Uhr	17–18 Uhr	23–24 Uhr
*Idealer Cortisolwert (nMol/l)	22,00	13,00	6,00	1
Durchschnittliche Abweichung vorher (nMol/l)	7,69	7,05	4,9	4,93
Durchschnittliche Abweichung nachher (nMol/l)	3,79	4,19	2,62	2,57
Durchschnittliche Veränderungen (nMol/l)	3,90	2,86	2,29	2,36
Durchschnittliche prozentuale Veränderung	50,8 %	40,5 %	46,6 %	47,8 %

Gesamtabweichung vorher (Summe der vier Werte)	24,57
Gesamtabweichung nachher (Summe der vier Werte)	13,17
Reduktion der Cortisolabweichung	53,59 %

Bereit für den Neustart?

Die Nebennierendiät ist klinisch erprobt und wissenschaftlich untermauert. Im folgenden Kapitel erfahren Sie, wie leicht es geht und welche breite Auswahl guter Lebensmittel dabei auf den Tisch kommt.

4.

Friedensangebot an die Nebennieren

Lesen Sie einfach weiter und bringen Sie dabei mit einfachen Schritten den Ball ins Rollen. So lernen Sie Stück für Stück dazu, bis Sie die Prinzipien verinnerlicht haben.

Nebennierengerechte Mahlzeiten

Für die Nebennierendiät müssen Sie keine Kalorien zählen. Es geht vielmehr um sinnvolle Portionen für Proteine, Fett und Kohlenhydrate. Alle Mahlzeiten enthalten vergleichbare Mengen an gesunden Proteinen und Fetten. Der Hauptunterschied besteht in der Kohlenhydratmenge, die im Tagesverlauf zunimmt.

Frühstück

Das Frühstück ist keineswegs kohlenhydratfrei, doch die einzige, kleine Portion enthält besonders viele Ballaststoffe. Diese morgendliche Ration Ballaststoffe ist für den Neustart der Nebennieren sehr wichtig. Proteinshakes und ganz normale Lebensmittel, wie man sie auch zu anderen Tageszeiten isst, sind zum Frühstück das Beste. Huhn, Brokkoli oder Bohnen klingen gewöhnungsbedürftig, tun dem Stoffwechsel aber richtig gut. Frühstück als Multi-Carb-Event mit Müsli, Saft, Früchten, Milch und Toast ist Schnee von gestern.

Mittagessen

Viele Menschen haben alle Hände voll zu tun und denken wenig über den Mittagsimbiss nach. Ich plane lieber schon am Vorabend, indem ich abends etwas mehr koche und diese Extraportion zum Mitnehmen oder Aufwärmen beiseitestelle. Unterwegs empfehlen sich ansonsten Bohnensuppe, ein glutenfreier Putenwrap, ein Salat mit Kidneybohnen oder Kichererbsen oder ein Pfannengericht mit einer Kelle Vollkornreis. Auf jeden Fall nichts Frittiertes und keine zuckerhaltigen Saucen.

Abendessen

Abends nehmen sich die meisten mehr Zeit zum Kochen. Ein normales Abendessen besteht aus einer Proteinquelle, einer Beilage mit gesunden Kohlenhydraten und Gemüse. Sie bekommen also lediglich Hinweise zu den gesündesten Versionen dieser Standardzusammenstellung und zu den richtigen Mengen. Durch die Zugabe von etwas mehr gesunder Stärke mehr zu essen als gewohnt fällt kaum jemandem schwer.

Schnelle Snacks

Snacks sind kein Muss. Wer gerne zwischendurch etwas knabbert und dies auch weiterhin tun möchte, kann sich Extraportionen Gemüse gönnen. Dazu lohnt es sich, immer ein paar junge Möhren und Selleriestangen parat zu haben. Sie dürfen Ihr Gemüse auch entsaften. Die Fachwelt ist sich einig, dass mehr frisches Gemüse der Gesundheit guttut. Mit Gemüsesaft erhöhen Sie den Gesamtverzehr und können zudem mal etwas Leckeres trinken, wenn Sie keine Lust mehr auf Wasser haben. Im Rezeptteil finden Sie gute Säfte für alle Nebennierenstadien und für individuelle Ziele.

Früher hat man lange nicht so viel zwischendurch gefuttert wie heute. Aus unerfindlichen Gründen glauben wir, dass etwas Schreckliches passieren könnte, wenn man nicht ganz regelmäßig etwas isst. Gesunden Menschen macht eine mehrstündige Pause zwischen den Hauptmahlzeiten jedoch überhaupt nichts aus. Bis Sie so weit sind, kann eine Handvoll junger Möhren den Appetit besänftigen. Falls Sie Angst haben, durch seltenere Mahlzeiten zuzunehmen, lesen Sie bitte den Abschnitt »Wie oft muss ich essen?« im Kapitel »Noch Fragen?«.

Abnehmen mit zyklischer Kohlenhydratzufuhr

Übergewicht entsteht, weil das moderne Leben die Nebennierenrhythmen stört und uns in den Überlebensmodus zwingt. Durch die Lebensmittelwahl können wir dazu beitragen, dass dieser Rhythmus sich wieder normalisiert. Die Nebennierendiät ist das erste Konzept, das die Kohlenhydrat-Cortisol-Reaktion strategisch einbezieht, um durch systematische Kohlenhydratrhythmisierung einen Gewichtsabbau einzuleiten.

Proteine zum Frühstück

Wenn mir jemand von Gewichtsproblemen berichtet, frage ich zuerst, was er oder sie zum Frühstück isst. Keine andere Mahlzeit ist derart wichtig. Dennoch lassen viele das Frühstück ganz aus oder beginnen den Tag mit einer Kohlenhydratorgie aus Pfannkuchen, Waffeln, Sirup, Muffins und Säften beziehungsweise Toast oder Brötchen mit Marmelade, Honig oder Nougatcreme und Saft. Solche Zusammenstellungen forcieren eine Blutzuckerspitze und lassen das hohe Morgencortisol abrupt absacken. Das sind beste Aussichten für Reizbarkeit, mangelnde Konzentration und fehlende Fettverbrennung. Das zweite Problem an typischen Frühstücksvarianten ist, dass das Wenige, was keine stark verarbeiteten

Kohlenhydrate enthält – Milchprodukte und Eier – oft Proteine birgt, die nicht jeder gut verdauen kann. Mit einem traditionellen, kohlenhydratlastigen Frühstück stellt man jedoch die Weichen für einen schlappen Tag, an dem man Fett lieber einlagert als verbrennt und am Ende zudem schlechter schläft.

Ein nebennierenfreundliches Frühstück aus diesem Buch enthält hochwertige Proteine, alkalisierendes Gemüse, einen hohen Ballaststoffanteil und eine mäßige Menge an gesunden Fetten. Kohlenhydrate kommen eher in Form von Linsen und Bohnen daher und werden in erster Linie aufgrund ihres hohen Ballaststoffanteils (B:F-Verhältnis) einbezogen. Manche Rezepte enthalten auch Bananen oder die guten alten Haferflocken (glutenfreie Sorten). Beide werden ungekocht verzehrt, die Bananen am besten noch etwas unreif (solange die Schale noch grüne Bereiche aufweist). Solche Kohlenhydrate werden so langsam verdaut, dass sie dem Körper erst nachmittags zur Verfügung stehen!

Mit einem höheren Proteinanteil zum Frühstück und zum Mittagessen unterstützt man die gesunde Morgenspitze beim Cortisol und schenkt so Muskeln und Gehirn mehr Energie. Gleichzeitig wird Fett für die Energiegewinnung verbrannt, und der Blutzucker bleibt den ganzen Tag stabil.[1]

Ausgewogenes Mittagessen

Später am Tag kippt die Geschichte. Im Idealfall sinkt das Cortisol ab Mittag langsam ab, während das Insulin ansteigt. Mittags sollte man sich daher eine Kelle (125 ml) gesunde Kohlenhydrate gönnen, um den Cortisolabfall einzuleiten. Auf diese Weise wird langfristig das nötige Tal für die Nacht erreicht. Aktuell brauchen wir jedoch noch einige Stunden körperliche Energie und volle Konzentration. Deshalb sollte man mittags immer eine gute Mischung aus Protein, Stärke und Fett zu sich nehmen.

Bei weniger als einer Kelle Kohlenhydrate würde der morgendliche Energieschub zwar anhalten, aber das Cortisol müsste hoch bleiben, um den Blutzucker zu stabilisieren. Zu viele Kohlenhydrate zur Mittagszeit machen das Gehirn hingegen müde, was zu diesem Zeitpunkt wenig hilfreich ist.

Gesunde Kohlenhydrate am Abend

Abends erreicht die Insulinreaktion ihren Höhepunkt. Wenn man jetzt keine Kohlenhydrate isst, wird der Blutzucker über mehr Cortisol erhöht. Das wiederum stört den Nachtschlaf.[2] Außerdem kann es zu einem Blutzuckerabfall kommen, der den Appetit auf Zucker ansteigen lässt.

Ich habe bei Hunderten von Patienten die ganze Nacht hindurch minütlich den Blutzucker ermittelt. Dabei fiel mir auf, dass ein instabiler Blutzucker mit Schwierigkeiten beim Einschlafen oder spontanem Erwachen in der Nacht zusammenhängt. Zyklischer Kohlenhydrateverzehr hält den Cortisolspiegel tagsüber angemessen hoch und lässt ihn abends so weit absinken, dass ein tiefer Schlaf möglich wird.[3]

Die richtige Portion für gute Proportionen

Hier finden Sie eine Auflistung hochwertiger Proteine, Fette und Kohlenhydrate und Hinweise zur angemessenen Portionsgröße. Die Mengenangaben entsprechen nicht unbedingt den Portionsgrößen auf abgepackten Lebensmitteln.

Proteine

Bei der Wahl proteinreicher Lebensmittel sollte man sich immer auf Produkte konzentrieren, die möglichst wenig verarbeitet sind, aus biologischem Anbau stammen und wenig Salz enthalten. Pestizidrückstände in unserer Nahrung sind zumeist in tierischem Fett gespeichert. Aus diesem Grund sollte man bei allem, was größere Mengen tierische Fette enthält, möglichst zu Bioprodukten greifen.

Eine ausreichende Portion Proteine ist etwa handtellergroß und wiegt 120 bis 180 Gramm.

Austern	Putenaufschnitt, nitratfrei
Hühnerbrust	Putenbrust
Hummerfleisch	Putenhackfleisch
Kabeljau	Putenschinken, nitratfrei
Kochschinken, mager, nitratfrei	Regenbogenforelle
	Rindfleisch, mager, aus Weidehaltung
Kohlenfisch	
Krebsfleisch	Rinderhackfleisch, mager, aus Weidehaltung
Lachs, Wildfang	
Lamm, Kotelett	Sardinen
Lamm, Lende	Schweinelende, mager
Lammrücken	Schweineschnitzel, mager
Proteinpulver, pflanzlich basiert (1 Portion)	Shrimps

Fette

Die besten Fettlieferanten sind ungeröstete Nüsse und Samen. Man kann sie gut lagern und viele Mahlzeiten damit ergänzen. Nüsse und Samen haben jeweils spezifische Nährstoffprofile. Zum Beispiel sind Paranüsse reich an Selen und Mandeln reich an Magnesium. Deshalb sollte man verschiedene Nüsse und Samen verwenden und immer wieder abwechseln.

Avocado, mittelgroß (⅓)
Chiasamen, 2 Esslöffel
(gut 20 Gramm)
Guacamole, 3 Esslöffel
Hanfsamen, 2 Esslöffel
Kokosöl, 1 Esslöffel
Kokosraspeln, 2 Esslöffel
Kürbiskerne, 2 Esslöffel
Leinsamen, 2 Esslöffel
Macadamianüsse, 4 Esslöffel
Macadamiaöl, 1 Esslöffel
Mandelbutter, 2 Esslöffel
Mandeln, 4 Esslöffel

Oliven, 1 Handvoll
Olivenöl, 1 Esslöffel
Paranüsse*, 4 Esslöffel
Pistazien, ungesalzen und
 ohne Schalen, 4 Esslöffel
Rapsöl, 1 Esslöffel
Sesamöl, geröstet, 1 Esslöffel
Sonnenblumenkerne,
 2 Esslöffel
Walnusskerne, 4 Esslöffel
Vegane Mayonnaise,
 2 Esslöffel

Kohlenhydrate

Die besten Kohlenhydrate stammen aus Gemüse, Früchten, Vollkorn und Bohnen. Es lohnt sich, immer Tiefkühlgemüse und -obst, natriumarme Dosenbohnen und vorgegarten Voll-

---

* Wegen des hohen Selengehalts nur einmal pro Woche essen.

kornreis und Quinoa im Haus zu haben. Damit kann man auf die Schnelle nahrhafte Mahlzeiten zubereiten.

Adzukibohnen, gekocht, 4 Esslöffel
Brombeeren, 4 Esslöffel
Butternut-Kürbis, gekocht, 4 Esslöffel
Cannellinibohnen, gekocht, 4 Esslöffel
Eichelkürbis (Acorn-Kürbis), gekocht, 4 Esslöffel
Erbsen, gekocht, 4 Esslöffel
Erdbeeren, 4 Esslöffel
Gerste, gekocht, 4 Esslöffel
Grapefruit, mittelgroß (¼)
Haferflocken, glutenfrei, 4 Esslöffel
Heidelbeeren, 4 Esslöffel
Himbeeren, 4 Esslöffel
Hummus, 2 Esslöffel
Kartoffel, gekocht (1 mittlere)
Kichererbsen, gekocht, 4 Esslöffel
Kidneybohnen, gekocht, 4 Esslöffel
Linsen, gekocht, 4 Esslöffel
Pastinaken, gekocht, 4 Esslöffel
Pfirsich, mittelgroß (½)
Pintobohnen, gekocht, 4 Esslöffel
Quinoa, gekocht, 4 Esslöffel
Rote Bete, gekocht, 4 Esslöffel
Rüben, gekocht, 4 Esslöffel
Schwarze Bohnen, gekocht, 4 Esslöffel
Süßkartoffel, gekocht (1 kleine)
Vollkornreis, gekocht, 4 Esslöffel

Friedensangebot an die Nebennieren

Sie möchten schneller abnehmen? Dann sollten Sie die folgenden Kohlenhydratträger nicht täglich essen.

Ananas, gewürfelt,
 4 Esslöffel
Apfel, mittelgroß (½)
Banane, mittelgroß (½)
Birne, mittelgroß (½)
Cantaloup-Melone,
 gewürfelt, 1 Handvoll
Honigmelone, gewürfelt,
 1 Handvoll
Kiwi (½)

Mango, gewürfelt,
 4 Esslöffel
Nektarine, mittelgroß (½)
Orange, mittelgroß (½)
Pflaume, mittelgroß (1)
Wassermelone, gewürfelt,
 1 Handvoll
Nudeln, glutenfrei, gekocht,
 4 Esslöffel

Hiervon dürfen Sie jederzeit essen, so viel Sie mögen:

Alfalfasprossen
Artischocken
Artischockenherzen
Aubergine
Bambussprossen
Blattsalat (Kopfsalat,
 Eichblattsalat, Endivie,
 Radiccio, Romana)
Blumenkohl

Bohnensprossen
Bok Choi
Brokkoli
Brunnenkresse
Champignons
Chicoree
Daikonrettich
Fenchel
Frühlingszwiebeln

Gartenkürbis (Sommer-
   kürbis, »Crookneck«)
Grüne Bohnen
Grünkohl
Ingwer
Knoblauch
Kohlrabi
Kresse
Lauch
Limettensaft
Mangold
Mairübchen
Möhren
Okra
Paprika, grün und rot
Radieschen
Rosenkohl
Salatgurke
Sellerie
Spaghettikürbis
Spargel
Spinat
Sprossen
Tomaten
Tomatillos
Weißkohl
Zitronensaft
Zucchini
Zuckerschoten
Zwiebeln

Faustregeln für die Portionsgröße

Für Portionsgrößen gibt es sinnvolle Anhaltswerte, die das Abschätzen erleichtern. Proteinträger wie ein Stück Fisch oder Fleisch sollten etwa handtellergroß sein. Hinzu kommt bei jeder Mahlzeit eine gesunde Fettquelle (Nüsse oder Avocados) von der Größe eines Golfballs. Kohlenhydrate werden ebenfalls in Golfballgröße portioniert:

Zum Frühstück gibt es eine golfballgroße Portion, mittags zwei und abends drei.

Die perfekte Menge

	morgens	mittags	abends
Protein	1 Handteller		
Fett	1 Golfball		
Kohlenhydrate	1 Golfball	2 Golfbälle	3 Golfbälle

Die 1-2-3-Regel

Bis drei zählen kann jeder! Wenn man die nötigen Bausteine kennt, ist gesundes Essen so einfach. Jede Mahlzeit benötigt je eine Portion Fett und Protein. Nur die Kohlenhydratmenge erhöht sich vom Frühstück bis zum Abendessen von einer auf drei Portionen. Ein Tagesplan für gesunde Nebennieren sieht demnach folgendermaßen aus:

Mahlzeit	Portionen
Frühstück	1 Portion Protein 1 Portion Fett 1 Portion Kohlenhydrate: Bohnen, resistente Stärke oder Beeren [Gemüse von der Jederzeit-Liste in beliebiger Menge]
Mittagessen	1 Portion Protein 1 Portion Fett 2 Portionen Kohlenhydrate: Bohnen, resistente Stärke oder Beeren [Gemüse von der Jederzeit-Liste in beliebiger Menge]
Abendessen	1 Portion Protein 1 Portion Fett 3 Portionen Kohlenhydrate: Bohnen, resistente Stärke oder Beeren [Gemüse von der Jederzeit-Liste in beliebiger Menge]

Grundmenü für alle Fälle

Schlank ohne Stress – das geht so einfach oder raffiniert, wie Sie es mögen. Mit dem 3-S-Ansatz für die Hauptmahlzeiten liegen Sie immer richtig. *3 S bedeutet: Shake – Salat – Schnelle Pfanne.*

Shake zum Frühstück

Einige Zutaten erscheinen zwar zunächst unkonventionell, sind aber für den Neustart der Nebennieren von strategischer Bedeutung und tun dem Geschmack keinen Abbruch.

Basisshake

2 Portionen

- 2 Portionen zuckerfreies Proteinpulver
  (pflanzlich oder tierisch)
- 35 bis 40 Gramm Tiefkühlbeeren
- ¼ Liter ungesüßter Leinsamendrink
- 2 EL Leinsamen
- 1 kleine Handvoll Tiefkühlspinat
  (ganze Blätter, ohne Zusätze)
- 4 EL gekochte weiße Bohnen

Alle Zutaten mit je einem Achtelliter Eiswürfel und Wasser im Standmixer aufschlagen.

Salat zum Mittag

Denken Sie unbedingt an die Gemüsesorten aus der Jederzeit-Liste und ergänzen Sie nach Herzenslust.

Basissalat

8 EL schwarze Bohnen, gegart
1 Stück Dosenlachs, handtellergroß
Mehrere Handvoll frischer Blattsalat
1 große Handvoll Kirschtomaten
1 EL Olivenöl
½ TL Rotweinessig
½ TL italienische Kräuter
je 1 Prise Salz und Pfeffer

Die Bohnen waschen, den Lachs mit der Gabel auseinanderrupfen. Beides in eine Salatschüssel geben, die übrigen Zutaten hinzufügen und gut unterheben. Bis zum Verzehr kalt stellen.

Schnelle Pfanne am Abend

Keine Zeit zum Kochen? Wenn es so einfach ist, klappt es doch.

Schnelle Pfanne

Vollkornreis und Hühnerbrust sollte man vorkochen – oder Sie verwenden Reste vom Vortag.

2 TL geröstetes Sesamöl
1 Knoblauchzehe, zerdrückt
1 kleine Zwiebel, gewürfelt
1 große Handvoll Brokkoliröschen
1 kleine Handvoll Champignons, in Scheiben
1 TL frischer Ingwer, gerieben
180 ml gegarter Vollkornreis (»3 Golfbälle«)
1 handtellergroßes Stück gegarte Hühnerbrust
1 TL Sojasauce

Die Hälfte des Öls im Wok oder in einer Pfanne erhitzen. Knoblauch und Zwiebelwürfel eine Minute anbraten. Gemüse und Ingwer hinzufügen und etwa fünf Minuten garen. Den Reis, das Hühnerfleisch, die Sojasauce und den zweiten Teelöffel Öl hinzufügen und unter Rühren erhitzen, bis alle Zutaten warm sind.

Die Wunschdiät

Sobald Sie die Grundrezepte satthaben – oder wenn Ihnen einzelne Zutaten nicht schmecken –, können Sie die Rezepte sehr unkompliziert abwandeln.

Shake nach Wahl

- Statt Leinsamendrink: ungesüßte Kokosmilch oder Mandelmilch
- Statt Leinsamen: Chiasamen, Hanfsamen, Salbeisamen, Kürbiskerne
- Statt Spinat: Grünkohl, Rübenblätter, andere grüne Blätter

Salat der Saison

- Statt Spinat: grünes Blattgemüse nach Verfügbarkeit
- Statt weißen Bohnen: andere Bohnen oder Kichererbsen
- Statt Lachs: Huhn, Shrimps, Tempeh oder andere Proteinträger
- Beim Essig dürfen Sie variieren. Nur gesüßter oder Balsamico-Essig sind tabu. Achten Sie auf die Kohlenhydratmenge; sie sollte unter einem Gramm pro Portion liegen.
- Statt Olivenöl: andere Öle wie Macadamiaöl

- Statt italienischen Kräutern: Kräuter der Provence, Zitronenpfeffer und andere ungezuckerte Gewürzmischungen

Schnelle Pfanne mal anders

- Jegliches stärkearmes Gemüse in beliebiger Menge
- Statt Huhn: mageres Rind- oder Schweinefleisch oder Tempeh
- Statt Sesamöl: andere Öle. Macadamiaöl unterstreicht den Geschmack von Pfannengerichten.
- Statt Sojasauce: andere Gewürzsaucen, zum Beispiel weizenfreie, fermentierte Tamarisauce oder Ume-Pflaumenessig. Ein Spritzer Sojasauce schadet in der Regel nicht, auch wenn man auf größere Mengen Soja verzichten möchte.

Wo stehen Sie heute?

Jetzt wissen Sie, welche Lebensmittel die Nebennieren unterstützen und den Fettschalter zurücklegen. Im nächsten Kapitel gehen wir auf einfache Veränderungen der Lebensweise ein, die zu noch schnellerem und dauerhaftem Gewichtsabbau beitragen.

Behalten Sie bitte im Hinterkopf, dass Adipositas in erster Linie mit den drei Faktoren *stark verfeinerte Nahrung,*

Umweltverschmutzung und *belastende Situationen* zusammenhängt. Die Nebennierendiät befreit den Körper von den Auswirkungen von Industrienahrung und vielen Umweltbelastungen. Gleichzeitig stellt sie den zirkadianen Rhythmus wieder her und schenkt einen klaren Kopf. Damit fühlt man sich sehr schnell gesünder. Die zusätzlichen Schritte werden je nach Bedarf eingesetzt. Damit Sie sich selbst besser einstufen können, finden Sie in Kapitel 5 einen Nebennierentest.

5.

Selbsttest und Erste Hilfe

Selbsttest und Erste Hilfe

Die Hauptfaktoren für die Übergewichtskrise sind stark verfeinerte Nahrung, eine verschmutzte Umgebung und die Belastungen des Alltags. Diese drei Elemente des modernen Lebens legen den Schalter des AFS-Systems auf den Überlebensmodus um.

Die Nebennierendiät kann diesen Schalter zurücksetzen, so dass man auf natürliche Weise abnimmt. Bei dauerhafter Nebennierenbelastung fällt dies jedoch langfristig schwer. Mit dem nachfolgenden Nebennierentest können Sie selbst ermitteln, wie sehr Ihre Nebennieren unter Druck stehen und auf welche Weise Sie sich etwas Gutes tun können. So werden Sie schneller und müheloser abnehmen, und der Erfolg wird besser anhalten. Außerdem verhelfen diese Maßnahmen auch zu besserem Schlaf, mehr Elan und mehr Lebensfreude. Selbst wenn mal wieder alles über Ihnen zusammenschlägt, wird es Ihnen gut gehen.

Die Bestimmung der Nebennierenbelastung ist eine große Hilfe, weil sich je nach Einstufung unterschiedliche Strategien empfehlen. Was für die eine Phase sinnvoll ist, funktioniert bei einer anderen weniger gut. Das Konzept dieser vier Phasen stammt noch von den ersten Arbeiten zum Thema Stress und wurde ursprünglich von Hans Selye entwickelt. Er stellte fest, dass der Überlebensmodus mit zunehmender Verschlechterung bestimmte, vorhersagbare Phasen durchläuft. Wenn der Stress zurückgeht und die Gesundheit wiederhergestellt wird, zeigen sich diese Phasen in umgekehrter Reihenfolge. Die einzelnen Phasen sind:

Gestresst

Die erste Phase bezeichnete Selye als »Alarmreaktion«. Sie entspricht der spontanen Reaktion auf ein lautes Geräusch oder einen erschreckenden Anblick. Im Alarmzustand schlägt das Herz schneller, es gelangt mehr Blut in die Muskulatur, und der Körper macht sich für die Kampf-oder-Flucht-Reaktion bereit. Die Nebennieren produzieren in diesem Zustand mehr Cortisol, damit der Mensch die augenscheinliche Gefahr bewältigen kann. Diese Reaktion kann auch durch eine soziale Phobie, Lampenfieber, Sorge um die Kinder, allgemeine Überlastung oder Leistungsdruck – zum Beispiel durch eine wichtige Präsentation oder eine Prüfung – ausgelöst werden.

Viele Menschen leben heute ständig im Zustand der Alarmbereitschaft und bezeichnen sich dann selbst als »gestresst«. In Kapitel 6 werden die Lebensmittel und Selbsthilfemaßnahmen vorgestellt, die in dieser Phase für mehr Entspannung sorgen können.

Selbsttest und Erste Hilfe

Überlastet

Falls der Anlass für unsere Alarmbereitschaft längere Zeit anhält – zum Beispiel Hunger oder extreme Kälte –, bemüht sich der Körper um Anpassung. Selye nannte dies die »Widerstandsphase«. In dieser Phase steckt der Körper so viel Energie in das Durchhalten, dass die Gesundheit darunter zu leiden beginnt. Die Nebennieren erzeugen mehr Cortisol, und ihr Tagesrhythmus ist gestört. Die Widerstandsphase geht mit vielen wechselnden Symptomen einher, zeichnet sich jedoch vor allem durch ein Gefühl ständiger Hetze gepaart mit Schwäche aus. Man läuft wie aufgezogen herum und kommt trotz Müdigkeit nicht mehr zur Ruhe. In diesem Stadium, das in Kapitel 7 näher beleuchtet wird, können Nahrung und Lebensumstellungen tagsüber mehr Energie und abends Entspannung liefern.

Ausgelaugt

Wenn der Stress, der zur Widerstandsreaktion geführt hat, chronisch anhält, hat dies erhebliche gesundheitliche Folgen. Selye sprach hier von der »Erschöpfungsphase«. Die Symptome verschlimmern sich und bleiben bestehen. Inzwischen haben die Nebennieren so lange zusätzliche Hormone erzeugt, dass sie den alltäglichen körperlichen Bedarf nicht mehr decken können. Die dabei entstehenden Anpassungsprobleme (wie Bluthochdruck, hoher Blutzucker, Allergien, Verdauungsprobleme und Depressionen) können sich festsetzen. Typisch für dieses Stadium ist eine ausgeprägte Schwäche bis hin zum Zusammenbruch. An diesem Punkt zieht der Körper die Notbremse – man ist total am Ende und braucht zunächst sanfte Hilfe, um die Energieproduktion im Tagesverlauf zu stabilisieren. Näheres hierzu erfahren Sie in Kapitel 8.

Die nachfolgende Tabelle verdeutlicht die drei Phasen im Gegensatz zum gesunden Idealzustand.

Die Nebennierenphasen im Überblick

	Gesundheitsmodus	Überlebensmodus		
		gestresst	überlastet	ausgelaugt
So fühlt man sich	im Gleichgewicht	gereizt	überfordert	erschöpft
So nimmt man andere wahr	engagiert	zu langsam	inkompetent	fordernd
Schlafqualität	tief und erholsam	Einschlafprobleme	Durchschlafprobleme	nicht erholsam

Selbsttest und Erste Hilfe

Gesundheitsmodus		Überlebensmodus		
		gestresst	überlastet	ausgelaugt
Geistige Leistungsfähigkeit	konzentriert und scharfsinnig	zerstreut	sprunghaft	ideenlos
Optimaler Sport	alles, was Spaß macht	Krafttraining	Ausdauersportarten	Yoga

Test: Wie steht es um Ihre Nebennieren?

Mit diesem einfachen Test können Sie herausfinden, in welchem Bereich dieses Kontinuums Sie sich aktuell bewegen. Diesen Test können Sie im Monatsabstand wiederholen, um Ihre Fortschritte daran abzulesen. Wenn Sie mit den Ergebnissen unzufrieden sind, sollten Sie sich an die Tipps zu Ihrem gegenwärtigen Stadium halten. Sie weisen in die richtige Richtung. Die Nebennierendiät und die passenden Tipps für Ihr Stadium gestatten dem Körper die Heilung von innen heraus. So geht es wieder aufwärts.

So geht's: Bewerten Sie jedes Symptom auf einer Skala von 0 bis 3, je nachdem, wie oft Sie es an sich beobachten.

0 = nie
1 = jede Woche
2 = jeden Tag
3 = mehrmals am Tag

Bereich 1
- ___ Angst
- ___ Depression
- ___ Häufiger Harndrang
- ___ Häufiges Seufzen
- ___ Kieferschmerzen, Zähneknirschen
- ___ Körperliche Unruhe (»zappelig«)
- ___ Konzentrationsstörungen
- ___ Kopfschmerzen
- ___ Mangel an Lebenslust oder Begeisterungsfähigkeit
- ___ Reizbarkeit
- ___ Schlafstörungen
- ___ Vergesslichkeit
- ___ Zupfen an der Haut oder an den Fingernägeln
  Summe Bereich 1 = ___

Selbsttest und Erste Hilfe

Bereich 2

___ Allergien werden schlimmer
___ Blutdruck zu hoch oder zu niedrig
___ Den ganzen Tag müde
___ Gesicht schwillt an
___ Gewichtszunahme in der Bauchgegend
___ Hohe Lichtempfindlichkeit
___ Kälteintoleranz
___ Muskelkrämpfe
___ Muskelschwäche
___ Schneller Puls, sogar in Ruhe
___ Steifer Hals
___ Verschwommenes Sehen
___ Zittrige Hände
   Summe Bereich 2 = ___

Bereich 3

___ Blähungen und Aufstoßen
___ Gelenkschmerzen
___ Häufig dehydriert
___ Häufig Verstopfung
___ Morgendlicher Koffeinschub erforderlich
___ Nachmittags müde
___ Regelmäßiges Sodbrennen
___ Reizbarkeit, wenn Mahlzeiten ausbleiben

- ___ Übelkeit
- ___ Unregelmäßiger Stuhlgang
- ___ Verlangen nach Salz
- ___ Verlangen nach schweren, fetten Speisen
- ___ Verlangen nach Zucker

Summe Bereich 3 = ___

Gesamtstressbelastung (Bereich 1+2+3) = ___

Testergebnis:

0 bis 15 = ausgeglichen
16 bis 30 = gestresst
31 bis 45 = überlastet
über 46 = ausgelaugt

Was bedeutet das Gesamtergebnis?

Wenn Sie in die Kategorie **Gestresst** fallen, ist der Körper noch vital, doch der ständige Überlebensmodus kann das Gewicht klettern lassen. Mit den Schritten aus Kapitel 6 können Sie leichter abnehmen, besser entspannen und nehmen nicht so leicht zu, wenn es mal wieder hektisch wird.

Wenn Sie sich in der Kategorie **Überlastet** wiederfinden, hat der Stress offenbar bereits spürbare Auswirkungen auf Energie und Grundstimmung. In Kapitel 7 erfahren Sie, wie Sie Ihren

Schlaf so verbessern können, dass der Körper wichtige Reparaturprozesse angeht und auf gespeichertes Fett zurückgreift. Damit sollte sich die tagsüber verfügbare Energie stabilisieren.

Bei einer Einstufung in die Kategorie **Ausgelaugt** leidet die Gesundheit. Sie brauchen dringend Ruhe und Erholung. Kapitel 8 legt dar, wie man die Energie wieder hebt und sich auch zu mehr Bewegung aufraffen kann. Auch die geistige Klarheit und das Durchhaltevermögen verbessern sich, so dass man leichter bei dem bleibt, was hilfreich ist.

Brauchen Sie Laborwerte?

Für Sie wie für Ihren Arzt ist es hilfreich, den Cortisolspiegel im Blick zu behalten. Dafür stehen verschiedene Tests zur Verfügung. Allerdings entsprechen die Ergebnisse nicht unbedingt dem Ergebnis unseres Fragebogens. Das Problem an den verfügbaren Tests ist, dass alle nur das Cortisol messen, das die Nebennieren erzeugen, nicht die Gesamtcortisolmenge, die auch das Cortisol einbezieht, welches von Fett, Leber und Gehirn produziert wird. Der Gesamtcortisolspiegel lässt sich in klinischen Studien ermitteln, aber nicht über Standardlabortests.

Bestimmungen der Cortisolmenge im Speichel vermitteln jedoch einen Einblick in die zirkadianen Rhythmen, und man kann daran Fortschritte ablesen.

Einfache Maßnahmen für jedes Stresslevel

Ein paar einfache Maßnahmen helfen immer beim Stressabbau, egal, wo Sie persönlich gerade stehen.

Schritt 1: Schilddrüsenfunktion überprüfen

Bei einer Schilddrüsenunterfunktion lagert der Körper unter Umständen täglich Hunderte von Extrakalorien ein. Eine Schilddrüsenerkrankung kann jeden treffen, doch es gibt einige Risikogruppen. Am häufigsten betroffen sind:

- Frauen
- Menschen ab 40
- Verwandte von Menschen mit einer Schilddrüsenerkrankung
- Frauen, die früher die Pille genommen haben
- Menschen, die schon mehrere erfolglose Diäten hinter sich haben

Selbst, wenn Ihre Schilddrüse bereits behandelt wird, kann sie den Gewichtsabbau dennoch erschweren. Laut einer großen Umfrage von Mary Shomon aus dem Jahr 2001 bekommt die Mehrheit der behandelten Schilddrüsenpatienten in Bezug auf das Körpergewicht keine optimale Medikation.

Wenn Sie vermuten, dass die Schilddrüse an Ihrer Gewichtszunahme beteiligt ist, sprechen Sie bitte Ihren Hausarzt darauf an.

Schritt 2: Vitamin D3 und Magnesium für die Knochen

Vitamin D

Vitamin D wird nicht nur von den Knochen, sondern auch vom Immunsystem benötigt. Inzwischen hat sich gezeigt, dass es auch für den Gewichtsabbau und die Blutzuckerregulierung erforderlich ist. Je stabiler der Blutzucker, desto gesünder sind die Nebennieren. Eine große Studie ergab, dass erwachsene Frauen mit einem Vitamin-D-Spiegel unter 30 ng/ml ein höheres Risiko für Gewichtszunahme und Diabetes hatten.[1]

Rein theoretisch müssten wir unter Sonneneinstrahlung ausreichend Vitamin D über die Haut bilden können. Bestimmte Hautzellen bilden zusammen mit natürlichen Ölen Vitamin D, sobald wir uns der Sonne aussetzen. Da wir uns jedoch viel in geschlossenen Räumen aufhalten, Kleidung tragen, Sonnenschutz verwenden und das Hautfett zudem häufig abwaschen, besteht bei den meisten Menschen ein Vitamin-D-Mangel.

Wie viel (und welches) Vitamin D sollte man somit ergänzend aufnehmen? Hier gibt es keine Standarddosis, deshalb sollten Sie diese Frage individuell mit Ihrem Arzt oder Ihrer Ärztin klären. Am besten nimmt der Mensch Vitamin D im Rahmen einer Mahlzeit auf, die bestimmte gesunde Fette enthält. Vitamin D3 ist besonders gut verwertbar, weil es leichter resorbiert wird. Erwachsene beginnen zumeist mit 2000 IU (Internationale Einheiten) pro Tag. Im Idealfall lässt man seinen Vitamin-D-Spiegel vierteljährlich bestimmen, bis er zwischen 50 und 80 ng/ml liegt. Sobald der Spiegel stabil ist, reicht es, ihn einmal im Jahr zu überprüfen.

Da die individuellen Bedürfnisse schwanken, kann die ideale Dosis für einen gesunden Spiegel zwischen 2000 und 10 000 IU liegen. Wenn man Vitamin D einnimmt, sollte man darauf achten, zusätzlich ergänzend 100 Prozent der empfohlenen Tagesmenge für die Vitamine K, E und A zu nehmen, da alle diese Vitamine zusammenarbeiten. Erwachsene können ohne Bluttest bedenkenlos 1000 IU Vitamin D pro Tag nehmen. Diese Menge reicht jedoch nicht immer aus. Bei Schwangerschaft, höherem Lebensalter, einer Nierenerkrankung oder der regelmäßigen Einnahme bestimmter Medikamente kann der Bedarf abweichen. Die passende Dosis finden Sie gemeinsam mit Ihrem Arzt.

Magnesium
Damit die Nebennieren richtig funktionieren, brauchen sie Magnesium.[2] Dennoch sind 68 Prozent der Amerikaner mit

Magnesium unterversorgt.[3] In Deutschland nahmen bei der letzten großen Erhebung 26 Prozent der Männer und 28,6 Prozent der Frauen zu wenig Magnesium zu sich, und zwar vornehmlich Jugendliche und junge Erwachsene bis 24 Jahre sowie ältere Menschen ab 65 Jahre[4], wobei die Magnesiumaufnahme nur indirekte Rückschlüsse auf die tatsächliche Menge im Blut zulässt. Bei Stress, Adipositas und Prädiabetes ist der Magnesiumspiegel häufig besonders niedrig.[5] Für eine ergänzende Einnahme scheinen sich die meisten üblichen Darreichungsformen wie Magnesiumoxid oder Magnesiumcitrat zu eignen. Eine brauchbare Dosis liegt zwischen 250 und 600 mg pro Tag und wird zum Essen eingenommen. Hinweis: Eine Magnesiumüberdosis geht üblicherweise mit lockerem Stuhlgang einher. Manche Menschen reagieren bereits auf die normale Dosis in dieser Form.

Ergänzungsmittel auswählen

Da eine gute Nährstoffversorgung für Gewichtsabbau und gesunde Nebennieren von hoher Bedeutung ist, sollte man hier auf Qualität achten. Die Hauptkriterien sind: Wie gut werden die Nährstoffe aufgenommen, wie rein sind sie, wie leicht ist die Einnahme und was für Zusatzstoffe und Füllmittel sind beigemengt?

Minderwertige Ergänzungsmittel kann der Körper schlechter aufnehmen – mit etwas Pech werden sie unverwertet wieder ausgeschieden. Hochwertige Mittel entsprechen behördlichen Vorgaben, sind frei von schädlichen Zusatzstoffen und landen tatsächlich im Blut.

Lassen Sie sich vom Arzt oder Apotheker beraten.

Schritt 3: Täglich entgiften – so werden Sie Umweltgifte am leichtesten los

Der Körper scheidet chemische Substanzen über zwei Stufen aus. Zunächst müssen sie »aktiviert« werden, damit sie in Bewegung kommen können. Anschließend werden sie »konjugiert«, was quasi einer Transportverpackung entspricht. Das Problem bei allen Entgiftungsbemühungen ist, dass bestimmte Toxine, zum Beispiel Kunststoffe oder Lösungsmittel, diesen Prozess beeinträchtigen. Häufig verläuft der erste Schritt beschleunigt, der zweite hingegen verzögert. Dieses Verhalten macht sie noch gefährlicher, und wir können sie nicht ausscheiden.

Hier gibt es verschiedene hilfreiche Möglichkeiten.

Brokkolisprossen

Zu den wenigen Substanzen, die die Entgiftung unterstützen, zählt die pflanzliche Verbindung Sulfurophan. Sie steckt beispielsweise in Brokkoli, Blumenkohl, Rosenkohl und Weißkohl. Sulfurophan unterstützt nicht nur Gewichtsabbau und

Entgiftung, sondern senkt auch das Risiko für viele Krebsarten. Brokkoli ist immer gut, aber wenn Sie wirklich etwas gegen das Übergewicht unternehmen wollen, sollten Sie auch Brokkolisprossen einbeziehen. Sie enthalten bis zu 50-mal mehr Sulurophan und schmecken ausgezeichnet. Brokkolisprossen passen gut zu Salaten oder Smoothies. Ein Päckchen pro Woche befreit das Fett von Toxinen – dann wird man es leichter los.

Reiskleie

Ein Problem an chemischen Umweltschadstoffen ist, dass sie nicht begreifen, wann die Party vorüber ist. Eigentlich sollten sie den Körper über den Darm verlassen, doch viele werden vorher wieder aufgenommen und können sich erneut ins Körperinnere schmuggeln. Reiskleie verhindert diesen Drehtüreffekt.

Wo bekommt man Reiskleie? Eine gute Quelle ist natürlich Vollkornreis. Für die erwünschte Wirkung braucht man Untersuchungen zufolge allerdings etwas mehr, nämlich einen halben bis ganzen Esslöffel. Glücklicherweise ist Reiskleie in der Regel in Drogeriemärkten, Reformhäusern und Bioläden erhältlich. Mit einem Esslöffel pro Tag kann der Körper bis zu 6,6-mal so viel Toxine aus Kunststoffen ausscheiden.[6] Am leichtesten nehmen Sie Reiskleie im Rahmen des Morgenshakes zu sich. Geschmack und Konsistenz werden davon kaum beeinflusst.

Gemahlene Leinsamen

Wussten Sie, dass es bereits Bakterien gibt, die ausgetretenes Öl zersetzen? Im Körper geschieht das ebenfalls. Die Darmbakterien spielen bei der Entgiftung eine große Rolle. Eine gesunde Darmflora zerlegt die Substanzen, die wir loswerden möchten, insbesondere Chemikalien, die das hormonelle Gleichgewicht stören. Leinsamen enthalten Lignane, die diese Bakterien noch besser aktivieren. Am besten funktioniert das mit gemahlenen Leinsamen. Leinöl und Leinsaat sind aus anderen Gründen gesund, liefern jedoch nicht so viele Lignane. Mit einem bis zwei Esslöffeln gemahlenen Leinsamen pro Tag können Sie insbesondere die Ausscheidung von Pestiziden fördern.

Entgiftung ganz einfach

Brokkolisprossen: 1 Packung pro Woche
Reiskleie: 1 Esslöffel pro Tag
Gemahlene Leinsamen: 1 Esslöffel pro Tag

Schritt 4: Den Tagesablauf optimieren

Melanie ist eine gute Freundin und seit über 15 Jahren auch meine Patientin. Sie ist eine ehrgeizige Frau, die rasant Karriere machte. Ihr Leben war so ausgefüllt, dass ihre Gesund-

Selbsttest und Erste Hilfe

---

heit dabei zu kurz kam. Sie scherzte gern, dass sie immerhin alle 24 Monate bei mir vorbeischaute, ob sie es brauchte oder nicht. Der Scherz daran war, dass sie ständig im Stress war und ihren Checkup auf die lange Bank schob. Einmal hatte sie zwei wichtige Neuigkeiten für mich: Sie hatte 15 Kilo zugenommen, und sie war inzwischen stellvertretende Geschäftsführerin in ihrer Firma. Da ihre Eltern beide an Diabetes gestorben waren, meinte sie sarkastisch, sie wäre auf dem besten Wege, eine reiche, tote Lady zu werden.

Ich bat sie, mir einmal ihren typischen Tagesablauf zu schildern. In »guten Nächten« unter der Woche schlief sie vier bis fünf Stunden. Am Wochenende versuchte sie, den Schlafmangel auszugleichen. Das Frühstück ließ sie gern aus und begann zwei bis drei Zeitzonen früher, weil sie an der Westküste lebte, aber mit einem Team von der Ostküste zusammenarbeitete. Abends beantwortete sie E-Mails und sah bis Mitternacht oder noch länger die Finanznachrichten.

Mir war bewusst, dass Melanies Aufgaben ihr wenig Raum für Veränderungen ließen, aber ich wollte herausfinden, von welchen Minimaßnahmen sie am meisten profitieren würde. Deshalb bat ich sie, im folgenden Monat genau drei Punkte zu ändern: Erstens sollte sie die E-Mails und die Finanzrecherche delegieren. Zweitens sollte sie jeden Morgen frühstücken und dabei mindestens 25 Gramm Proteine zu sich nehmen. Und drittens sollte sie jeden Abend ab 21 Uhr nur noch eine

Leselampe anlassen. Am Ende des Monats hatte Melanie ganz ohne Diät oder Sport vier Kilo abgenommen. Sie war so beglückt, dass sie mich deswegen extra anrief.

Wie Melanie sind auch viele andere Menschen angenehm überrascht, wenn Abnehmen schon durch einfache Anpassungen des Tagesablaufs in Gang kommt. Ob gut oder schlecht – wir alle haben unsere Gewohnheiten. Man sollte sich nur fragen, ob sie den Stresspegel senken oder noch erhöhen. Mit welchen kleinen Schritten können Sie sofort die größte Wirkung erzielen? Was müsste ein perfekter Tag beinhalten? Wofür sind Sie zuständig, und wie viel Zeit haben Sie? Und jetzt sehen Sie sich die folgenden Vorschläge an. Vielleicht kommen Ihnen dabei auch Ideen, was Sie persönlich für Ihre Nebennieren tun könnten.

Ein sanftes Erwachen

Der zirkadiane Rhythmus beginnt mit dem Aufwachen. Was zu diesem Zeitpunkt geschieht, kann den Rest des Tages entscheidend beeinflussen. Laute Geräusche lassen uns zwar abrupt aus dem Schlaf schrecken, schalten aber auch den inneren Alarm ein. Damit nehmen wir die täglichen Stressfaktoren intensiver wahr.

Wer nicht auf natürliche Weise aufwachen kann, sollte an einen Wecker denken, der den Sonnenaufgang nachahmt. 15 bis 20 Minuten vor der gewünschten Aufwachzeit schalten sie sich stark gedimmt ein und werden dann allmählich immer heller. Wenn man auf diese Weise wach wird, profitiert der Cortisolstoffwechsel, und das erleichtert das Abnehmen.[7]

Sehr sanft ist auch eine Methode, die ich als *Antiwecker* bezeichne. Hierbei stellt man über Nacht ein »weißes Rauschen« *(white noise)* ein, das verebbt, wenn man aufwachen will. Geräte, die ein solches weißes Rauschen erzeugen, haben häufig Zeitschaltfunktionen, mit denen sie zu einem bestimmten Zeitpunkt abschalten. Im Idealfall ist weißes Rauschen leise und beständig. (Laute, ungleichmäßige Hintergrundgeräusche sind wenig hilfreich.)

Morgenritual: Ein heißes Getränk genießen
Aufwachen funktioniert nicht auf Knopfdruck. Es dauert etwa eine Stunde, bis das Gehirn sich wieder vernünftig mit der Umwelt auseinandersetzen kann (im Einzelfall auch noch länger). Diese Zeit verbringt man am besten in Ruhe, plant dabei den Tag und schiebt möglichst Entspannungsübungen ein. In Ruhe eine Tasse Kräutertee, Kaffee oder Schwarztee zu genießen ist schon mal ein guter Anfang. (Zumal Kaffee bei einem normalen Koffeinstoffwechsel morgens nicht das Cortisol anhebt.) Fernsehen und Computerbildschirme beschleunigen die Gehirnwellen und sind am frühen Morgen daher weniger gut geeignet.[8] Lassen Sie sich mindestens eine Stunde Zeit, um in Gang zu kommen.

Gelassenheit beim berufsbedingten Pendeln
Umfragen zufolge zählt der morgendliche Berufsverkehr zu den stressigsten Zeiten am Tag. Den Zeitpunkt können Sie vermutlich nicht ändern, aber man kann ihn eventuell erholsamer gestalten. Ist die Strecke weniger als 15 Kilometer lang? An manchen Tagen können Sie möglicherweise erstaunlich gut mit dem Rad fahren. Nehmen Sie einige Tage das Fahrrad und nutzen Sie die Autotage, um frische Arbeitskleidung und Lunchpakete in der Firma zu deponieren.

Wenn es ohne Auto nicht geht, wäre das vielleicht der richtige Zeitpunkt für die persönliche Weiterentwicklung. Es gibt so viele gute Hörbücher und Podcasts. Gesunde Ablenkung reduziert den Stress und sorgt für neue Ideen. Wollen Sie nicht schon lange mal eine neue Sprache lernen, Ihr Wissen zu bestimmten Themen vertiefen oder besser kommunizieren lernen?

Abschalten und anderen begegnen
Unsere Vorfahren suchten Abend für Abend Gesellschaft, gutes Essen und Wärme. Bis heute ist der Abend der beste Zeitpunkt, nette Leute zu treffen und gemeinsam gut zu essen. Die vorgespiegelte Interaktion des Fernsehens oder virtuelle Kontakte in den sozialen Medien sind kein Ersatz für echte Begegnungen.

Schritt 5: Tief und fest schlafen

Ehe wir zum nächsten Kapitel übergehen, sollten wir eine weitere Gewohnheit ansprechen, die für den Erfolg unerlässlich ist, nämlich das Schlafen.

Wie hoch ist Ihr Schlafdefizit?

Wie viele Stunden haben Sie in den letzten 30 Tagen im Durchschnitt ohne Unterbrechung geschlafen? Multiplizieren Sie diese Zahl mit 30 und ziehen Sie von dem Produkt 240 ab. Das Ergebnis ist Ihr gegenwärtiges Schlafdefizit. Um ein Schlafdefizit auszugleichen, reicht eine Nacht nicht aus. Wenn das Schlafdefizit maximal 20 Stunden betrifft, brauchen Sie zwei Nächte in Folge jeweils neun Stunden Schlaf. Bei einem Defizit von 20 bis 40 Stunden sollten Sie von Montag bis Freitag je acht bis neun Stunden schlafen und am Wochenende an beiden Tagen zusätzlich zwei bis drei Stunden Mittagsschlaf halten. Bei über 40 Stunden Schlafmangel wäre eine Auszeit das Beste: Buchen Sie für drei Nächte ein Hotel, dunkeln Sie den Raum so gut wie möglich ab, verzichten Sie auf Stimulanzien und schlafen Sie Tag und Nacht, so viel Sie können.

Ich kannte mal eine Maklerin, die ein Schlafdefizit von

> über 100 Stunden angehäuft hatte. Sie kämpfte nicht nur mit ihrem Gewicht, sondern klagte auch über berufliche Probleme, weil sie sich nichts mehr merken konnte und immer unmotivierter war. Im ersten Monat nach ihrer Auszeit nahm sie mühelos fünf Kilo ab und erzielte das beste Verkaufsquartal ihrer 20-jährigen Laufbahn. Das ist kein Hexenwerk. Guter Schlaf ist für Gesundheit und Leistungsfähigkeit unerlässlich.

Wie nimmt man leichter ab – mit Diät oder mit Sport? Die wahre Antwort lautet möglicherweise: mit Schlaf. Unser Schlaf bestimmt, wie viel wir essen, worauf wir Appetit haben und was der Körper mit den Kalorien anstellt. Die Hirnwissenschaft hat herausgefunden, dass die Fähigkeit für gute Entscheidungen im präfrontalen Cortex angesiedelt ist, der vorderen Hirnrinde. Nutzen Sie diese Fähigkeit!

Zum Beispiel könnten Sie darüber nachdenken, welche Auswirkungen Alkohol auf die Hirnrinde hat. Treffen wir unter Alkoholeinfluss bessere oder schlechtere Entscheidungen? Schlafentzug wirkt ähnlich wie Alkoholkonsum. Sollten Sie aus Höflichkeit ein bisschen Kuchen probieren oder gleich zwei Stücke nehmen, weil er so gut schmeckt? Die Entscheidung beruht in hohem Maße auf der Schlafqualität.

Der Schlaf steuert auch die Insulinsensitivität. Schon, wenn wir wenige Nächte zu wenig schlafen, geht die Insulinreaktion um 30 Prozent zurück. Das bedeutet, dass man von demselben Essen 30 Prozent mehr Fett zulegt und 30 Prozent weniger Energie erhält. Die Zauberformel liegt bei circa 7,5 Stunden. Viele fühlen sich mit mehr Schlaf ebenfalls wohl, aber kaum jemandem geht es mit weniger gut.

Wie viel Schlaf ist für Sie optimal? Überlegen Sie, wie viel Sie schlafen, wenn Sie eine Weile im Urlaub waren. (Die ersten Urlaubstage oder das Wochenende zählen nicht, weil man in dieser Zeit häufig noch ein Schlafdefizit ausgleicht.)

Kühlen Kopf bewahren
Eine angenehme Umgebungstemperatur unterstützt ebenfalls den zirkadianen Rhythmus. Der Tag-Nacht-Rhythmus bereitet uns eigentlich auf abendliche Abkühlung vor, funktioniert aber nur richtig, wenn diese auch eintritt. Wie können Sie für Kühle sorgen? Drosseln Sie nachts den Thermostat und duschen Sie am Abend lauwarm. Auch therapeutische Maßnahmen wie ein Eisbad oder Ganzkörper-Kryotherapie können den Stoffwechsel unterstützen.[9]

Frisch aufladen
Wenn der Schlaf sich nicht von selbst einstellen will, kann man es mit negativen Ionen versuchen.

Jeder kennt die Faszination, die von einem Lagerfeuer ausgeht, oder der speziellen Beschaffenheit der Luft nach einem Regenguss. Genau in solchen Situationen nehmen wir negative Ionen wahr. Dabei handelt es sich um negativ geladene Teilchen, die auch in der Natur vorkommen. Es gibt zahlreiche Belege, dass negative Ionen Schlafrhythmus und Psyche stabilisieren und den Appetit drosseln können.[10, 11, 12]

Negative Ionen nimmt man am besten auf, indem man sich so viel wie möglich der frischen Luft aussetzt. In wasserreichen Gegenden mit mehr Vegetation sind mehr negative Ionen vorhanden. Besonders wohltuend kann Gartenarbeit sein. Da bewegtes Wasser Ionen erzeugt, kann auch eine entspannende Dusche eine gute Dosis freisetzen. Im Handel gibt es zudem preiswerte Ionengeneratoren. Wenn man sie neben dem Bett aufstellt, kann dies den Schlaf verbessern, weil die Luft die Qualität einer frischen Meeresbrise annimmt.

Stift, Papier und der Sinn des Lebens
Abends bemüht sich das Gehirn, frische Erfahrungen ins Langzeitgedächtnis zu überführen. Deshalb ist es ganz natürlich, dass man den Tag Revue passieren lässt. Der Abend eignet sich gut zum Tagebuchschreiben. Dimmen Sie das Licht, machen Sie es sich gemütlich und schreiben Sie los. Lassen Sie Ihren Gedanken freien Lauf und notieren Sie Ihre Vorhaben und weiteren Schritte.

Wer regelmäßig abends Tagebuch schreibt, wälzt in seinem kostbaren Schlaf keine ungelösten Probleme. Leichte oder inspirierende Einschlaflektüre ist ebenfalls eine gute Gewohnheit. Erinnern Sie sich, dass Bildschirme – ob Fernseher oder Computer – die Hirnwellen durcheinanderbringen? Moderne Lesegeräte mit »Liquid Ink«-Technologie scheinen in dieser Hinsicht unproblematisch zu sein.

Erfülltes Leben statt Überleben

Sie kennen mittlerweile Ihr Nebennierenstadium und haben einige Hinweise erhalten, wie sich Schlaf und Alltag gesünder gestalten lassen. Damit können Sie nun je nach Stadium in Kapitel 6, 7, 8 oder 9 weiterlesen. In diesen Kapiteln finden Sie konkrete Hinweise, wie Sie optimal abnehmen können:

- Wie lassen sich die zyklische Kohlenhydratzufuhr und die Nebennierendiät an Ihr Stressniveau anpassen?
- Stufenspezifische Ansätze zur Wiederherstellung des zirkadianen Rhythmus durch gezielte Entgiftung, Bewegung, Schlaf und Kräuter.
- Wie man im Alltagsstress einen klaren Kopf bewahrt.

Für diese Vorgehensweise möchte ich Ihnen jedoch eine Warnung mitgeben: Identifizieren Sie sich bitte nicht übermäßig mit Ihrem Stadium. Sobald Sie die Nebennierendiät befolgen und die Hinweise für Ihr Stadium in die Tat umsetzen, werden Sie feststellen, dass Ihre Testresultate sich verändern. Irgendwann gelangen Sie in ein anderes Stadium. Das ist phantastisch! Mit zunehmender Normalisierung wird es immer leichter, schlank und gesund zu bleiben.

Wie rasch sich das persönliche Stressniveau anpasst, ist von diversen Faktoren abhängig, zum Beispiel: allgemeiner Gesundheitszustand, Menge und Intensität der persönlichen Stressfaktoren und persönliche Veränderungsmöglichkeiten. Es können schon in den ersten paar Tagen erhebliche Stoffwechsel- und Gesundheitsverbesserungen eintreten. Veränderungen der Nebennierenstadien können einige Wochen bis einige Monate in Anspruch nehmen. Es kann also etwas länger dauern, aber Sie werden sich zweifellos von Ihrem gegenwärtigen Stresslevel in den gesunden Bereich hocharbeiten.

6.

Gestresst

Dauerstress ist die Folge von stärkeren Stressfaktoren, die womöglich längere Zeit anhalten und sich summieren. Wichtig ist jedoch auch, wie sehr wir die Ereignisse unserer Meinung nach unter Kontrolle haben, wie gut wir sie verstehen und wie vorhersagbar sie sind.

Der ausgeglichene Normalzustand kann bei finanziellen Sorgen, Veränderungen am Arbeitsplatz oder sozialen Konflikten innerhalb von Tagen in einen Stresszustand umschlagen. Lässt man echte Katastrophen außer Acht, so kommt es in erster Linie auf die Gesamtzahl der Stressfaktoren und auf ihre Dauer an. Stark verarbeitete Nahrung und Umweltverschmutzung können diese Stressbelastung zusätzlich verstärken.

Was geschieht bei gestressten Nebennieren?

Wenn jemand gestresst ist, können verschiedene Symptome darauf hinweisen. Häufig ist die wahre Ursache zunächst unklar. So kann Stress folgende Symptome hervorrufen:

- Herzrasen
- Muskelzucken
- Kopfschmerzen
- Erschöpfung

- Magenschmerzen oder -krämpfe
- Unregelmäßigkeiten beim Stuhlgang
- Schweißausbrüche
- Muskelschmerzen oder Verspannungen
- Schwindelgefühle

Allison: Total gestresst

Allison hasste ihre Figur so sehr, dass sie sagte, sie würde sogar Sägespäne essen, wenn sie ihr Problem damit beheben könnte. Sie hatte mehrere Diäten hinter sich, die immer gleich verlaufen waren: In den ersten Wochen baute sie ein paar Pfund ab, doch dann nahm sie wieder zu, obwohl sie sich weiter an die Diätvorgaben hielt. Nachdem sie diesen Dauerfrust preisgegeben hatte, erzählte sie mir, wie hektisch ihr Leben geworden war.

Ihr Tagesablauf war durch und durch von Stress geprägt. Wenn morgens der Wecker ging, kam sie sich vor, als hätte sie kein Auge zugetan. Noch vor dem Aufstehen sprang das Gedankenkarussell vom Vorabend wieder an. Ihre Hauptsorge drehte sich um die Arbeit, und wer dort als Nächstes gehen musste. Die Arbeitssituation wurde immer schlimmer. Eine Folge der Entlassungen war, dass sie inzwischen die Arbeit schulterte, die bisher

> auf drei Mitarbeiter aufgeteilt gewesen war. Gleich darauf meldete sich die Befürchtung, neue Kleidung zu brauchen, wenn sie noch dicker wurde. Die Kinder brauchten ihr Frühstück und mussten pünktlich los – noch mehr Chaos –, und die Fahrt zur Arbeit trieb sie in den Wahnsinn. Sie vertraute mir auch an, dass sie beim Schreiben ein merkwürdiges Brennen in den Fingerspitzen spürte. Abends wurde der Wunsch nach Wein immer mächtiger; dabei hatte sie früher nur gelegentlich etwas getrunken.
>
> Menschen wie Allison brauchen keine strikte Diät oder Hungerkur, sondern müssen lernen, wie man sein Leben geschickter steuert und bestimmte Aufgaben an andere abgibt.

Wenn es einem schlecht geht und man weiß nicht, warum, entsteht dadurch eine Unsicherheit, durch die der Alltagsdruck noch mehr steigt. Symptome, die auf eine schwerwiegende Erkrankung hindeuten könnten, sollte man nicht auf die leichte Schulter nehmen. Vorübergehende Symptome sind aber auch kein Grund, sich verrückt zu machen. Wenn Sie sich nicht sicher sind, was bei Ihnen zutrifft, sollten Sie einen Arzt aufsuchen.

Doch auch in einer nicht perfekten Welt lässt sich Stress

reduzieren. Um von der Stufe »Gestresst« in den Normalzustand zurückzukehren, sollten Sie neben zyklischem Kohlenhydratverzehr noch weitere Tipps beherzigen. Der zirkadiane Rhythmus lässt sich auch durch Bewegung, Schlaf und pflanzliche Mittel austarieren, und einfache, neue Atemgewohnheiten machen den Kopf frei.

Daphne: Ist es wirklich Angst?

Daphne war eine Frau Anfang 30. Kurz vor einer Beförderung durchkreuzten Angstattacken ihre Ambitionen. Als ich sie fragte, ob es dabei ein spezielles Muster gäbe, meinte sie, man könne die Uhr danach stellen. Jeden Nachmittag gegen halb drei setzte ohne erkennbaren Grund Todesangst ein. Die Angst hielt bis etwa fünf Uhr an und kehrte regelmäßig um halb acht zurück. Sie hatte festgestellt, dass es ihr mit Limonade, Saft oder Alkohol kurzfristig etwas besser ging, doch nach einigen Minuten kehrte die Angst in solchen Fällen noch massiver zurück. Ein Psychiater hatte angstlösende Mittel verordnet, mit denen sie jedoch nicht gut zurechtkam. Die Medikamente halfen zwar, aber dann war sie zu stark sediert und nicht mehr einsatzfähig.

Bei der Analyse von Daphnes Cortisol- und Blutzuckerspiegel stellte sich heraus, dass sich bei ihr Tag für Tag um zwei Uhr und um sieben Uhr ein Zuckerloch einstellte. 15 bis 20 Minuten später folgten Cortisolspitzen. Daphnes Angstattacken ließen sich mit einer einzigen Maßnahme beheben: Sie musste innerhalb der ersten Stunde nach dem Erwachen ein Frühstück mit 30 Gramm Proteinen zu sich nehmen. Diese einfache Lösung half, weil sie den morgendlichen Insulinspiegel niedrig hält und damit einem späteren Blutzuckerabfall vorbeugt.

Hinweise auf gestresste Nebennieren

Typisch für gestresste Nebennieren ist ein den ganzen Tag erhöhter Cortisolspiegel (siehe nachfolgende Grafik). Tests sind diesbezüglich weder notwendig noch perfekt, weil Cortisol auch innerhalb des Fettgewebes verstoffwechselt wird und nicht vollständig ins Blut übergeht. Deshalb sollten Sie unabhängig von Labortests die Ergebnisse aus dem Nebennierentest zu Beginn von Kapitel 5 als Richtschnur ansehen.

Hilfe für Gestresste

Für den Übergang von der Stufe »Gestresst« zum Normalzustand müssen Sie schlicht und einfach die Cortisolmenge im Körper verringern. Das kann auf zweierlei Weise geschehen: Indem weniger Cortisol erzeugt wird, und indem dem Körper mehr Cortisol entzogen wird. Mit den erprobten Strategien aus diesem Kapitel gelingt beides, so dass Sie leichter und schneller denn je abnehmen können.

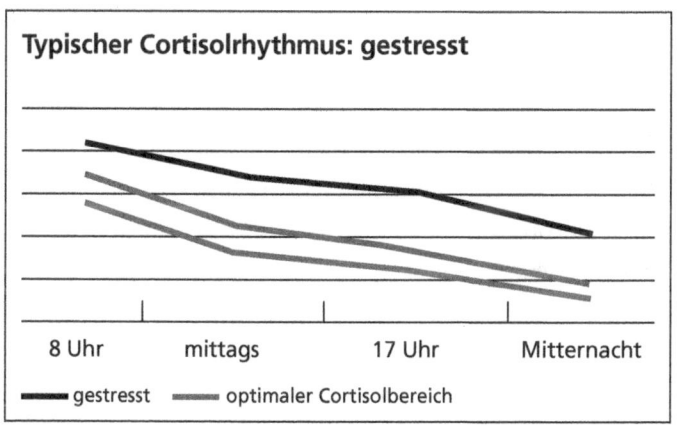

Wie können Sie sich nebennierenfreundlicher ernähren?

Neben den allgemeinen Prinzipien einer nebennierenfreundlichen Ernährung (Kapitel 4) können Gestresste weitere hilfreiche Punkte beachten.

Weniger Kochsalz

Wenn die Nahrung viel Natrium enthält, kann der Körper Cortisol weniger schnell ausscheiden. Salzarme Diäten gestatten eine raschere Cortisolausscheidung, was das Stressniveau insgesamt verringert. Gewöhnen Sie sich an, im Restaurant auf Saucen zu verzichten und lieber ungesalzene und sparsam gesalzene frische Produkte zu kaufen.

Die Natriumzufuhr sollte 3000 Milligramm pro Tag nicht überschreiten. Schon dies trägt zur Senkung des Gesamtcortisols bei und wirkt Heißhunger und Wassereinlagerungen entgegen. Aber woher weiß man, wie viel Salz man zu sich nimmt? Dabei helfen kostenlose Programme, in denen Sie alles aufzeichnen, was Sie essen. Ich persönlich liebe MyFitnessPal (www.myfitnesspal.de).

Ansonsten sollten Sie bevorzugt zu Meersalz greifen, das auch nennenswerte Mengen Magnesium liefert. Einzelne Marken haben auch einen erhöhten Kaliumgehalt.

Kaffeepause: Koffein nur bis 9 Uhr morgens

Kaffee und Tee sind bei Erwachsenen auf der ganzen Welt sehr beliebt. Untersuchungen zufolge können beide der Gesundheit zuträglich sein und beispielsweise das Diabetes- und Alzheimerrisiko senken. Manche Menschen reagieren jedoch empfindlicher als andere auf Nebenwirkungen von Koffein und entwickeln Schlafstörungen oder werden unruhig.

Koffein hat Einfluss auf das Cortisol, doch hierfür kann der Zeitpunkt entscheidend sein. Natürlich kann man auf Koffein ganz verzichten. Das ist aber häufig unrealistisch. Trotzdem könnten Sie es einmal ausprobieren – manch einer stellt fest, dass er ohne Koffein überraschend ruhig und konzentriert ist. Machen Sie zwei Wochen Urlaub von Kaffee und Schwarztee und greifen Sie anschließend nur noch bewusst zu koffeinhaltigen Getränken, nicht gewohnheitsmäßig und täglich.

Manchmal hilft auch ein Wechsel der Koffeinquelle, zum Beispiel die Umstellung von Kaffee auf Tee. Schwarzer Tee enthält ebenfalls Koffein, aber auch das beruhigende Theanin, das in Kaffee nicht enthalten ist. Auch der Theophyllingehalt, der das Herz anregt, ist bei Tee geringer. Bei den meisten Menschen kann Teekonsum das Cortisol senken oder hat keine Wirkung auf das Cortisol. Kaffee hingegen hebt zwar nicht den Cortisolspiegel, verhindert aber, dass er sinkt. Kaffee zeigt normalerweise erst bei Genuss nach neun Uhr früh eine problematische Wirkung. Gestresste Menschen sollten ihren Kaffeekonsum daher auf den frühen Morgen beschränken. Später am Tag kann Tee wegen des Theanins besser passen und zur geistigen Energie beitragen.

Schonende Ernährung

Zunächst einmal machen Sie einen Bogen um schädliche Proteine und stark verarbeitete Nahrung und beherzigen den zyklischen Kohlenhydratverzehr. Zusätzlich können weitere Anpassungen die Nebennieren aus dem Dauerstress holen. Beziehen Sie auch die folgenden Nahrungsmittel in Ihre Ernährung ein:

Lebensmittel, die die Cortisolproduktion senken	Basilikum, dunkle Schokolade, Rote Bete, Sellerie, Walnüsse
Lebensmittel, die Nährstoffverluste durch zu viel Cortisol ersetzen	Adzukibohnen, Kiwis, Mandeln, Süßkartoffeln, Zitronen

Reset für den Tag-Nacht-Rhythmus

Move it right

Wenn man es richtig anstellt, kann Bewegung hervorragend dazu beitragen, den Dauerstress zu unterbrechen und den Fettschalter wieder umzulegen. Mit der richtigen Strategie klappt das sogar ohne zusätzlichen Stress. Untersuchungen zufolge hilft zwar jeder Sport, aber Bewegung im Freien lässt das Cortisol stärker zurückgehen als Bewegung in geschlossenen Räumen.[1] Mehr Bewegung brauchen heutzutage die meisten, aber der eine oder andere entwickelt rasch übersteigerten Ehrgeiz, und das tut nicht gut.

Was für ein Typ sind Sie? Messen Sie bitte morgens vor dem Aufstehen Ihren Puls. Wenn Sie grundsätzlich intensiv trainieren, sollten Sie eine Woche aussetzen und in dieser Zeit Ihren Ruhepuls notieren. Fahren Sie damit fort, sobald Sie Ihr Training wieder aufnehmen. Bei übermäßigem Training ist der morgendliche Ruhepuls höher als in der sportfreien Woche.

Laufen oder gehen?

Jede zügige Bewegungsform treibt das Cortisol ein paar Stunden in die Höhe. Da bei gestressten Menschen das Cortisol nicht mehr ganz normal zurückgeht, sollten diese sich nach 14 Uhr auf sanfte Yogaübungen oder Gehen beschränken.

Kardio: Weniger ist mehr

Wer unter Stress steht, sollte nicht stundenlang auf dem Laufband traben. Längeres oder intensives aerobes Training mit HIT (High Intensity Training)-Sequenzen macht die Sache nur noch schlimmer. Alles, was über die Hälfte Ihrer maximalen Leistungsfähigkeit hinausgeht, führt zu einer substanziellen Hebung des Cortisolspiegels. Und an diesem Punkt ist der Fettabbau blockiert, obwohl man mehr Kalorien verbraucht. Trotzdem bleibt Bewegung wichtig.

Mit einem Schrittzähler können Sie prüfen, wie viele Schritte Sie im Durchschnitt laufen. Das Ziel sind 10000 Schritte pro Tag. Wenn Sie für Hausarbeit, Beruf und Besorgungen auf rund 6000 Schritte kommen, sollten Sie überlegen, wie Sie weitere Schritte einschieben können. Dazu taugt ein längerer Spaziergang mit 4000 Schritten oder zwei kürzere Wege mit je 2000 Schritten. An zwei Tagen in der Woche sollten Sie zusätzlich 20 bis 30 Minuten schnelle aerobe Bewegung ansetzen, vielleicht Fahrradfahren oder eine Runde Tischtennis.

Ein gemächlicher Abendspaziergang nach dem Essen ist eine gute Vorbereitung auf den Nachtschlaf – eine Viertelstunde reicht aus und freut auch den Hund, falls Sie einen haben.

Kraft 2.0

Krafttraining kann Wunder wirken, um die Überlebensreaktion im Zaum zu halten. Ganz nebenbei werden dabei Endorphine freigesetzt und Immunsystem und Stoffwechsel angekurbelt. Krafttraining ist nicht sonderlich zeitaufwändig – schon mit minimalem Aufwand erzielt man gute Ergebnisse.

Planen Sie zwei Einheiten Krafttraining pro Woche ein, bei denen der ganze Körper aktiv wird. Während dieser Workouts können Sie das Cortisol im Zaum halten, indem Sie vorher und hinterher fünf Minuten sanftes Kardiotraining in Form von Walken, Joggen oder Radfahren einschieben. Konzentrieren Sie sich auf Ganzkörperübungen wie Liegestütze oder Hampelmänner, die viele Muskelgruppen gleichzeitig beanspruchen. Auf www.adrenalresetdiet.com/resources finden Sie ein kostenloses Video. Es zeigt ein zehnminütiges Workout mit Übungen mit dem eigenen Körpergewicht.

Dehnübungen

Jeder Muskel enthält ein Nervenbündel, das seine Spannung steuert. Diese Nerven heißen Propriozeptoren. Muskelspannung kann sich auf die Psyche übertragen und baut sich insbesondere entlang der Körperrückseite auf, vom Nacken bis hinunter in die Beine.

Um dieses Spannungsfeld zu lösen, stellen Sie sich aufrecht hin, atmen tief ein und beugen sich beim Ausatmen nach unten. Knie und Rücken bleiben dabei gestreckt. Die Dehnung zwei Sekunden halten, dann zwei Sekunden die Knie beugen. Danach die Übung wiederholen und die Knie eine volle Minute lang in Zwei-Sekunden-Intervallen strecken und beugen. Warum zwei Sekunden? Weil die Muskeln danach kontrahieren und gegen die Dehnung ankämpfen. Wenn Sie die Spannung jeweils zwei Sekunden halten und dann zwei Sekunden Pause machen, wirken Sie dieser Tendenz der Muskeln entgegen und werden viel schneller lockerer.

Reset für den Schlafrhythmus

Gestresste Menschen finden oft nicht ausreichend Zeit zum Schlafen und haben Einschlafprobleme.

Keine Zeit zum Schlafen

Wer sich keine Zeit zum Schlafen nimmt, nimmt den Schlaf nicht wichtig genug. Ich kenne ausgesprochen produktive, umtriebige Menschen, die jede Nacht ihre acht bis achteinhalb Stunden schlafen. Sie wissen, dass sie auf diese Weise leistungsfähiger sind. Viele Leute, die schlecht in den Schlaf finden, haben keine Ahnung, wie viel besser sie mit der optimalen Schlafmenge funktionieren würden. Wenn Sie zu dieser Gruppe gehören, sollten Sie dem Schlaf zwei Wochen lang absolute Priorität einräumen und ausprobieren, wie es Ihnen dabei geht. Die meisten stellen fest, dass sie deutlich wacher, produktiver und auch körperlich erheblich belastbarer sind. Dann räumen sie dem Schlaf automatisch Priorität ein.

Die beste Strategie lautet: »Früh ins Bett und früh aus den Federn.« Wer nur siebeneinhalb Stunden Schlaf unterbringen kann, hat mehr davon, wenn er von zehn bis halb sechs schläft, als wenn er sich um Mitternacht hinlegt und bis halb acht schlummert. In einer Studie durften zwei Gruppen junger Australier gleich viel schlafen. Diejenigen, die später schliefen und aufstanden, hatten ein fast doppelt so hohes Adipositas-Risiko wie diejenigen, die früher ins Bett gingen und aufstanden.[2] Die Studie stellte die These auf, dass die Raubtiere, die unsere Vorfahren bedrohten, spät in der Nacht am aktivsten waren. Deshalb schliefen die Menschen am zeitigen Abend tiefer und ruhiger. Sie möchten besser schlafen? Dann legen Sie sich spätestens um zehn Uhr ins Bett.

Nicht einschlafen können

Wer nur schwer in den Schlaf findet, sollte sich klarmachen, dass Schlafmittel keine echte Hilfe sind. Untersuchungen haben ergeben, dass einfache Entspannungsübungen und Lichttherapie wirkungsvoller sind und keine gefährlichen Nebenwirkungen mit sich bringen. Sie beginnen drei Abende mit progressiver Muskelrelaxation (siehe Folgeabschnitt). Wenn das nicht ausreicht, um sieben bis acht Stunden ungestört zu schlafen, können Sie anschließend eine zweiwöchige Lichttherapie durchführen (siehe übernächstes Unterkapitel). Selbst nach jahrzehntelangem Schlafmangel reichen diese beiden Maßnahmen häufig aus, um den Schlaf wieder zu normalisieren.

Keine Schlafmittel!

Fast zehn Millionen Amerikaner nehmen verschreibungspflichtige Schlafmittel. In Deutschland sind etwa 1,5 Prozent der Bevölkerung abhängig von Benzodiazepinen (Schlaf- und Beruhigungsmitteln). Zu den schlaffördernden Benzodiazepinen zählen die Substanzen Brotizolam, Flunitrazepam, Flurazepam, Lormetazepam, Nitrazepam, Tempazepam und Triazolam.[3, 4]

Was ist das Problem daran? Schlafmittel machen süchtig. Das Gehirn ist am Tag darauf träger, und es kann sein, dass man mehr Hunger verspürt. Im Durchschnitt gewinnt man mit verschreibungspflichtigen Schlafmitteln nur einige Minuten mehr Schlaf, und der ist nicht hochwertig.

Außerdem können Schlafmittel tödliche Folgen haben. Regelmäßiger Schlafmittelgebrauch in normaler, ärztlich verordneter Dosierung kann das Risiko für einen vorzeitigen Tod um das 4,5-Fache heben! Bei Übergewichtigen steigt das Sterberisiko sogar um das Neunfache. In einer Studie zur Verwendung von Schlafmitteln definierte man als »regelmäßigen Gebrauch« dabei alle, die mehr als 18 Mal pro Jahr ein Schlafmittel einnahmen. Wer abnehmen möchte und auch nur zweimal im Monat ein Schlafmittel einsetzt, muss wissen, dass solche Medikamente nicht nur benommen machen und den Gewichtsabbau erschweren, sondern das Leben in Gefahr bringen können.[5]

Warum ist es so schwer, Schlafmittel abzusetzen? Die meisten Menschen, die auf Schlafmittel verzichten möchten, erleben zunächst wieder Schlafprobleme. Sobald sie die Mittel absetzen, schlafen sie noch schlechter als früher. Bei einer Schlafmittelsucht führen Sie bitte die Entspannungsübungen aus den folgenden Unterkapiteln durch und erarbeiten Sie gemeinsam mit Ihrem Arzt ein ungefährliches Vorgehen für den Entzug. (Bei ärztlicher Unterstützung eignet sich hierfür das therapeutische Schlafentzugsszenario aus Kapitel 7.)

Neustart mit progressiver Muskelrelaxation

Was passiert, wenn ein Kind sich in der Schule langweilt? Es wird unruhig und kann nicht länger still sitzen. Sobald es sich auf dem Spielplatz ausgetobt hat, kann es sich wieder besser konzentrieren. Auch Erwachsene bauen im Laufe des Tages Anspannung auf, nur haben die meisten leider keine Zeit, diese zwischendurch körperlich abzubauen. Wenn man abends nicht abschalten kann, liegt dies manchmal an den nach wie vor angespannten Nerven. Mit einer einfachen Methode lässt sich diese Spannung vermindern. Diese Technik unterstützt das Einschlafen und Durchschlafen nachweislich besser als Medikamente und nennt sich progressive Muskelentspannung (PMR).

Sie beginnen in Rückenlage im Bett. Machen Sie es sich richtig bequem und schieben Sie dazu Kissen und Decken zurecht. Sobald Sie sich äußerlich wohlfühlen, beginnen Sie, tief einzuatmen und anschließend den Atem anzuhalten und dabei alle Muskeln anzuspannen. Die Übung verläuft schrittweise, bis alle Muskelgruppen bearbeitet sind. Man beginnt bei den Zehen und Füßen und schreitet dann in Richtung Kopf fort. In vier einfachen Schritten geht das so:

Schritt 1: Tief einatmen, dann den Atem anhalten und dabei langsam bis fünf zählen. Während des Zählens die Zehen krümmen und die Fußmuskeln so fest wie möglich anspannen.

Schritt 2: Nach der Zahl Fünf wieder ausatmen und dabei die Zehen und Füße sofort vollständig entspannen.

Schritt 3: Dreimal langsam durchatmen und nachspüren, wie entspannt die Füße nun sind. Wenn sie sich weiterhin verspannt anfühlen, die ersten beiden Schritte ein- oder zweimal wiederholen.

Schritt 4: Nach den Füßen abschnittsweise aufwärts den Körper durchgehen. Es folgen die Unterschenkel, dann die Oberschenkel, der Beckenbereich, Bauch und Oberkörper, die Hände, Arme und Schultern und am Ende Kopf, Hals und Gesicht. (Bis alle Spannung aus Kopf und Hals gelöst ist, ist normalerweise mindestens ein zweiter Durchgang erforderlich.)

Menschen, die mit progressiver Muskelrelaxation arbeiten, schlafen in der Regel 20 Minuten schneller ein und gewinnen 30 bis 90 Minuten erholsamen Schlaf. Progressive Muskelrelaxation verbessert auch nachweislich die Immunfunktion und trägt zur Normalisierung des Cortisolstoffwechsels bei.[6]

Lichttherapie

Die stark verbreiteten Schlafprobleme heutzutage haben auch etwas damit zu tun, dass wir nicht mehr bei Sonnenaufgang erwachen und uns nicht mehr bald nach Einbruch der Dunkelheit schlafen legen. Zur Steuerung des Schlaf-wach-Zyklus orientiert sich das Gehirn am Wechsel zwischen Sonnenlicht und Dunkelheit. Künstliches Licht und Lichtverschmutzung stören diesen Rhythmus. Eine Lichttherapie kann einen ausgezeichneten Beitrag leisten, um die Cortisolreaktion zu regulieren und mehr Schlaf zu bekommen. Dazu muss man entweder tagsüber ins Freie gehen oder Tageslichtleuchten verwenden.

Zur Unterstützung des Resets sollte man sich in der ersten Stunde nach dem Aufwachen eine halbe Stunde lang hellem Licht von oben aussetzen. An einem sonnigen Tag reicht hierfür ein Morgenspaziergang oder ein Frühstück im Freien. Wenn die Sonne oder der Terminkalender nicht mitspielen, kann eine Tageslichtleuchte helfen: Hängen Sie die Leuchte in die Küche und schalten Sie sie ein, während Sie Ihren Frühstücksshake zubereiten und den Tag durchgehen. Bei extremem Zeitmangel könnte man eine solche Leuchte eventuell im Büro montieren – auch am Computer lässt sich Licht tanken. Sobald der Schlaf sich verbessert, wird die Lichtexposition in Fünf-Minuten-Schritten abgekürzt. Zur Erhaltung der Wirkung reicht auf die Dauer eine Viertelstunde am Tag.

Tonika für gestresste Nebennieren

Gestresste Menschen tun Gesundheit und Gewicht einen großen Gefallen, wenn sie zusätzlich bestimmte rezeptfreie Ergänzungsmittel einnehmen. Mit pflanzlichen Mitteln dauert der Übergang von *gestresst* in den Normalzustand häufig nur wenige Wochen anstatt einige Monate.

Viele Nebennierenpräparate enthalten leider auch Zutaten, die für dieses Stadium nicht sinnvoll sind, zum Beispiel Rhodiola oder 5-HTP. Auf alles, was das Cortisol eher hebt als senkt, sollte man unter Dauerstress lieber verzichten. Hierzu zählen beispielsweise Extrakte aus Süßholzwurzel oder aus der Nebennierenrinde. Umgekehrt sind viele Heilmittel zur Cortisolsenkung nicht zur Anwendung tagsüber geeignet, weil sie zu stark beruhigen. Einige Mittel sind jedoch unbedenklich und wirksam. Hierzu zählen:

Morgentonikum für die Nebennieren: Zitronenmelisse

In einer Doppelblindstudie an Menschen vermochte Zitronenmelisse (*Melissa officinalis*) das scheinbar Unmögliche. Sie kann ohne signifikante Risiken oder Nebenwirkungen die Wirkung von Stress abmildern und die Aufmerksamkeit erhöhen. Im Vergleich zur Kontrollgruppe, die ein Placebo erhielt, konnten diejenigen, die Zitronenmelisse einnahmen, stressreiche Situationen besser verarbeiten und erzielten auch bei Mathematikaufgaben bessere Ergebnisse.[7] Was will man mehr?

Zitronenmelisse ist problemlos pulverisiert in Kapselform

erhältlich, lässt sich aber auch leicht im Garten oder auf dem Balkon ziehen. Es handelt sich um ein preisgünstiges Mittel, das bereits in einer Dosierung von 25 bis 50 Milligramm hilft.[8] In Kombination mit Magnesium und der chinesischen Heilpflanze Sculletaria entfaltet Zitronenmelisse ihre cortisolsenkende Wirkung am besten. Aus der frischen Pflanze oder mit Teebeuteln kann man einen wohlschmeckenden Kräutertee zubereiten.

Abendtonikum für die Nebennieren: Magnolienrinde und Passionsblume

Magnolienrinde (*Magnolia officinalis*) gilt in der chinesischen Medizin seit Jahrtausenden als sanftes Beruhigungsmittel, das Ängste und Schmerzen lindert. Heute ist auch der Wirkstoff bekannt, Honokiol, der wie angstlösende Medikamente funktioniert, allerdings erheblich sicherer ist.

Mit Benzodiazepinen kann man Angst lösen und Menschen zum Einschlafen verhelfen. Leider machen diese Substanzen rasch süchtig und können bereits nach einigen Monaten Verwendung eine frühzeitige Demenz begünstigen.[9] Die Passionsblume hilft ähnlich wie Benzodiazepine, aber ohne deren suchtauslösende und hirnschädigende Wirkungen.[10]

Am wirksamsten ist Passionsblume, wenn sie auf 3,5 Prozent Flavonoidgehalt standardisiert ist. Auch bei regelmäßiger Einnahme in Form von Tee oder Pillen ist sie unbedenklich. Die Tagesdosis sollte zwischen 33 und 66 Milligramm liegen.[11] Extrakte gibt es verordnungsfrei in Drogeriemärkten und Apotheken. Wer rezeptpflichtige Schlafmittel oder Psychopharmaka einnimmt, sollte Passionsblume nicht ohne Beratung durch den Arzt oder Apotheker verwenden.

Innere Ruhe durch Atemübungen

Wenn Sie gestresst sind, müssen Sie reale Herausforderungen bewältigen. Hierzu zählen finanzielle Sorgen, gesundheitliche Probleme und Familienangelegenheiten. Solche Schwierigkeiten kann man nicht einfach ignorieren oder umgehen. Die gute Nachricht ist, dass mehr innere Ruhe uns gestattet, besser mit solchen Situationen fertigzuwerden. Die hier aufgeführten Atemtechniken können das eigene Leben und das unserer Mitmenschen schon verändern, wenn man sie nur wenige Minuten am Tag durchführt.

Jeden Morgen: Wechselseitige Nasenatmung

Wussten Sie, dass der Mensch im Laufe des Tages immer abwechselnd verstärkt durch ein Nasenloch ausatmet? Man spricht von einem nasalen Zyklus. Die Dauer, in der ein Nasenloch vorherrscht, schwankt zwischen 40 Minuten und mehreren Stunden. Wissenschaftler kennen diesen Zyklus zwar schon länger, doch sein Zweck ist erst seit Kurzem bekannt.

Manche Duftkomponenten werden eher in der schnell bewegten Luft des dominanten Nasenlochs erkannt. Andere nehmen wir eher in der langsam bewegten Luft der ruhenden Seite wahr. Durch das regelmäßige Umschalten bleiben die Nerven frisch. Dieser Zyklus wird durch den Bereich des Gehirns gesteuert, der auch die Kampf-oder-Flucht-Reaktion kontrolliert. Deshalb wird er bei Stress unterbrochen. Mit der bewussten Entscheidung, welches Nasenloch gerade wie lange Luft erhalten soll, lässt sich das System rasch zurücksetzen und Stress abbauen.

Im Grunde geht es nur um den Wechsel zwischen den betonten Nasenlöchern. Nehmen Sie eine bequeme, aufrechte Sitzhaltung ein. Putzen Sie bei Bedarf vorab die Nase. Führen Sie nun die folgenden Schritte durch und zählen Sie dabei jedes Mal langsam bis vier.

Schritt 1: Atmen Sie durch das rechte Nasenloch ein.
Schritt 2: Beide Nasenlöcher verschließen und die Luft anhalten.
Schritt 3: Atmen Sie durch das linke Nasenloch aus.

Schritt 4: Atmen Sie durch das linke Nasenloch ein.

Schritt 5: Die Luft anhalten, bis vier zählen und dabei beide Nasenlöcher verschließen.

Schritt 6: Atmen Sie durch das rechte Nasenloch aus.

Diese Schritte ergeben einen Durchgang. Wiederholen Sie den gesamten Ablauf fünf Minuten lang. Beim Üben werden Sie feststellen, dass Ihre Atmung sich verlangsamt. In diesem Fall können Sie einfach weiterzählen. Die wechselseitige Nasenatmung trägt zur Festigung des zirkadianen Rhythmus bei. Man macht sie am besten in der ersten Stunde nach dem Erwachen.

Kurze Atempause: Zwerchfellatmung

Unser Körper ist so gebaut, dass sich bei tiefer Atmung der Bauch mitbewegt. Im Überlebensmodus atmen wir schneller und flacher. Der Körper reagiert darauf, ob das Gehirn meldet, dass wir um unser Überleben ringen oder dass es uns gut geht. Glücklicherweise funktioniert die Geschichte auch anders herum. Wenn wir den Körper bewusst so bewegen, als wäre alles bestens, glaubt ihm das Gehirn.

Deshalb kann tiefe Zwerchfellatmung die Auswirkungen von Stress rückgängig machen und im ganzen Körper den Lymphfluss anregen. Die wohltuenden Folgen werden schon nach wenigen Sekunden oder wenigen Atemzügen spürbar.

Die Zwerchfellatmung lässt sich am besten im Stehen durchführen, funktioniert aber auch im Sitzen. Sogar bei der Arbeit kann man sie unauffällig einschieben, ohne die Kollegen zu stören.

Der Einstieg: Bei den ersten Übungen legen Sie die rechte Hand auf den Magen, direkt über dem Bauchnabel. Das geht auch bekleidet. Atmen Sie tief ein und aus und achten Sie darauf, dass Ihre Hand sich dabei mitbewegt. Bei richtiger Durchführung sollte die Hand sich sichtbar mehrere Zentimeter auf und ab bewegen. Häufig sitzen am tiefsten Punkt der Einatmung auch die Kleider etwas enger.

Für Fortgeschrittene: Schließen Sie bei der Übung die Augen und atmen Sie langsam durch den Mund ein. Dabei dehnt sich der Bauch so weit wie möglich. Konzentrieren Sie sich darauf, wie die Luft in Ihren Körper fließt und den Bauchraum ausfüllt. Nach dem vollständigen Einatmen atmen Sie langsam durch den Mund wieder aus und ziehen den Bauch dabei so fest wie möglich ein. Mit drei Atemzügen können Sie sich kurz erfrischen; mit zehn gönnen Sie sich bei Bedarf eine echte Atempause.

Der perfekte Tag für Gestresste

Wenn Sie sich an diesem Mustertag orientieren, können Sie diese Techniken auch in einem straff getakteten Zeitplan unterbringen.

Aufwachen
30 Minuten helles Licht innerhalb der ersten Stunde

Frühstück
Proteinreiches Frühstück für die Nebennieren
Morgenspaziergang oder 20 Minuten Kraft- oder Ausdauertraining

Kleine Wachmacher
Fünf Minuten wechselseltige Nasenatmung
Zitronenmelissentee

Mittagessen
Ausgewogene Mahlzeit für die Nebennieren

Atempause
Drei- bis zehnmal Zwerchfellatmung

Abendessen
Nebennierenfreundliche Mahlzeit mit gesunden Kohlenhydraten

Abendritual
Progressive Muskelrelaxation
Passionsblumentee

Erfülltes Leben statt Überleben

Der Schritt vom Stadium *Gestresst* zum gesunden Normalzustand ist gar nicht so schwer. Trotz erheblicher Stressbelastung können Sie Ihrer Gesundheit etwas Gutes tun, wenn Sie die Nebennierendiät und die Tipps aus diesem Kapitel umsetzen. Bitte gehen Sie die Testfragen aus Kapitel 5 jeden Monat wieder durch. Am besten nehmen Sie sich das jeweils für den Monatsersten vor. So können Sie sicherstellen, dass es aufwärtsgeht. Ihre Gesundheit profitiert ab dem ersten Tag, und bald ist Ihr Gewicht weniger stressbedingt.

Die meisten Menschen kehren mit Hilfe der Nebennierendiät, besserem Schlaf und einigen Minuten Atemübungen am Tag innerhalb von zwei bis vier Wochen in den Normalzustand zurück.

7.
Überlastet

Überlastet

Wenn das Stressniveau die Stufe *Überlastet* erreicht, ist der Rhythmus der Nebennierenhormone gründlich aus dem Takt geraten. Anstelle eines zuverlässigen Anstiegs am Morgen mit Abfall zum Abend hin erzeugen Menschen in diesem Stadium teilweise sowohl am frühen Morgen als auch später zu viel Cortisol. Dadurch wird das Energieniveau häufig unzuverlässig. Nach kurzen produktiven Leistungsspitzen folgen lange träge Perioden, in denen sie sich nur schwer konzentrieren können. Überlastete Menschen wissen meist aus Erfahrung, zu welchen Tageszeiten sie besser funktionieren. Ihnen könnte zum Beispiel bewusst sein, dass sie grundsätzlich am Nachmittag ein Leistungstief haben und am späten Abend noch einmal zu voller Form auflaufen. Häufig ist ihnen auch bewusst, dass ihr Blutzucker schwankt. Wenn sie eine Mahlzeit auslassen oder verpassen, werden sie sehr unruhig oder reagieren gereizt.

Der Zustand *Überlastet* stellt sich für gewöhnlich erst nach mehreren Monaten starkem Dauerstress ein. Auslösende Stressfaktoren sind beispielsweise erhebliche Gesundheitsbeeinträchtigungen, eine schwere Krankheit oder ein Todesfall in der Familie oder der drohende Verlust des Arbeitsplatzes. Viele finden sich aber auch aufgrund weniger offensichtlicher Faktoren in diesem Stadium wieder. Manchmal summieren sich einfach jahrelange Ernährungssünden und ungesunde Schlafgewohnheiten.

Die wichtigste Veränderung im Nebennierensystem beim Übergang zum Stadium *Überlastet* ist die Auflösung des Cortisolzyklus. Plötzlich kann das morgendliche Cortisolniveau niedriger liegen und der nächtliche Spiegel höher. Der Unterschied dazwischen ist der Cortisolabfall, den man mit einer Skipiste vergleichen könnte. Auf einem steilen Hang macht die Abfahrt viel Spaß. Ohne Gefälle wird es schnell langweilig.

Wie wichtig ist der Cortisolabfall? In einer britischen Studie wurden zwischen 2002 und 2004 die Daten von über 4000 Erwachsenen in Bezug auf Faktoren ausgewertet, die Auswirkungen auf die Lebensdauer haben, darunter Alter, Gewicht, Geschlecht, Rauchen, Schlaf, Blutzucker, überwundene oder bestehende Herzprobleme sowie Bewegung. Außerdem wurde dabei die individuelle Cortisolkurve bestimmt.

Alles in allem war das Fehlen eines Cortisolabfalls der stärkste Indikator für vorzeitigen Tod (siehe nachfolgende Tabelle). Dieser Faktor war noch deutlicher als Rauchen oder Übergewicht.[1]

Diese Daten habe ich vielen Patienten vorgelegt, die nicht glauben wollten, wie wichtig es ist, einen Gang zurückzuschalten und Stress abzubauen. Viele Menschen, die ihre Gesundheit nie durch Rauchen gefährden würden, ahnen nicht, dass die Überlastung der Nebennieren noch viel riskanter ist.

Whitehall II Studie: Gesamttodesfälle und Todesursachen

Todesursache	Todesfälle insgesamt
Anomale Cortisolkurve	138
Rauchen	136
Adipositas	133

Rachel: Überlastet

Rachel war Juristin, Mitte 30 und mit ihrem Latein am Ende. Sie sorgte sich nicht nur um ihr Gewicht, sondern fürchtete auch um ihre Karriere. Seit Kurzem hatte sie in einer großen Kanzlei eine gute Position inne, drohte diese jedoch wieder zu verlieren, weil ihre Leistungsfähigkeit zurückging. Ihr beruflicher Erfolg beruhte darauf, wie viele abrechenbare Stunden sie produzierte. Da sie jedoch zunehmend zerstreut war und sich schlechter konzentrieren konnte, wollten die anderen Teilhaber ihr nicht mehr so gern Klienten überlassen.

Rachel hatte ein Topexamen hingelegt, wusste jedoch, dass die anspruchsvolle Ausbildung nicht spurlos an ihr vorbeigegangen war. Damals hatte sie das gerechtfertigt, indem sie sich sagte, sie würde nach ihrem Abschluss kürzertreten. Die ersten Berufsjahre waren natürlich eine noch größere Herausforderung gewesen. Ihr Gewicht hatte schon ab der Highschool nicht im Idealbereich gelegen, doch durch ausreichendes Training war sie immer maximal vier bis fünf Kilo über ihrem Idealgewicht geblieben. Nach den ersten Berufsjahren schienen drei Dinge zusammenzukommen: Ihr Gewicht kletterte um drei Kilo pro Jahr, sie schlief zusehends schlechter, und ihr Kurzzeitgedächtnis ließ nach. Außerdem war sie viel zu schlapp für nennenswertes Training.

Ich klärte Rachel über zyklischen Kohlenhydratverzehr auf und bestand darauf, dass sie sich die Wochenenden und die Abende freihielt. Das erfüllte sie mit Sorge, denn sie befürchtete, noch weiter ins Hintertreffen zu geraten. Innerhalb der ersten Wochen jedoch stieg ihre Produktivität wieder an, obwohl sie weniger Stunden arbeitete. Auch ihr Gewicht ging zurück, wenn auch anfangs nur langsam. Dank neuer Energie vertraute sie nun darauf, dass sie mit mehr Bewegung auch den Rest ihres Übergewichts schneller loswerden würde.

Was geschieht bei überlasteten Nebennieren?

Wie wirkt sich das Stadium *Angeschlagen* auf die Gesundheit aus? Stellen Sie sich ein Fahrzeug vor, das einen Anhänger eine lange, steile Straße hinaufzieht. Wenn es Ihnen gut geht, können Stressfaktoren kommen und gehen – Sie verlieren trotzdem nicht an Fahrt. Der Motor läuft rund und hält problemlos die Geschwindigkeit. Der Körper kann Belastungen *auf gesunde Weise* kompensieren. Unter ungesundem Stress hingegen hat man sich längere Zeit zu viel zugemutet. Um dies zu bewältigen, machen die Nebennieren Überstunden. Der Wagen kann seine Geschwindigkeit zwar weiterhin halten, doch der Motor läuft dabei allmählich heiß. Damit findet eine *Überkompensation* oder Überlastung statt.

Wenn wir angeschlagen sind, ist die Überkompensation ausgereizt, und plötzlich zeigen sich die Folgen: Der Motor stottert, das Tempo geht zurück, die ersten Warnleuchten flackern auf. Das ist das erste Stadium der *Dekompensation*.

Hinweise auf überlastete Nebennieren

Typisch für dieses Stadium ist eine Umkehrung der täglichen Cortisolkurve: Die Cortisolmenge ist morgens niedrig und steigt zum Abend hin an. Insgesamt stimmt die Cortisolmenge damit zwar, aber sie wird zum falschen Zeitpunkt erzeugt. Auch hier gilt, dass Tests kein ausreichendes Bild vermitteln, weil Cortisol auch innerhalb des Fettgewebes verstoffwechselt wird und nicht vollständig ins Blut übergeht. Wie in den anderen Stadien orientieren Sie sich am besten an den Ergebnissen des Fragebogens in Kapitel 5.

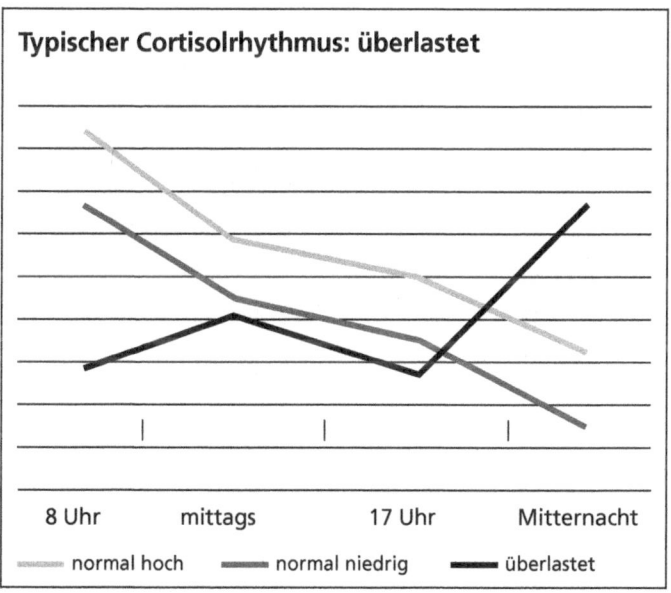

Hilfe für Überlastete

Überlastet zu sein ist zwar hart, aber aus diesem Stadium löst man sich am schnellsten. Es werden zwar weder zu viel noch zu wenig Stresshormone erzeugt, doch sie werden zur falschen Zeit ausgeschüttet. Durch Befolgung der Nebennierendiät und der nachfolgenden Methoden zur Reetablierung des zirkadianen Rhythmus können Sie sich innerhalb von einer bis drei Wochen wieder putzmunter fühlen.

Für Überlastete ist der Tagesrhythmus entscheidend. Wer sich je um einen Säugling gekümmert hat, weiß, wie hilfreich feste Fütter-, Schlafens- und Aktivitätszeiten sind. Sobald dieser Rhythmus durchbrochen wird, bricht alles auseinander. Erwachsene, die überlastet sind, haben die gleichen Bedürfnisse. Wann sie essen und schlafen ist genauso wichtig wie die Qualität der Nahrung und die Schlafmenge.

Wie können Sie sich nebennierenfreundlicher ernähren?

Im Stadium der Überlastung tragen einige zusätzliche Ernährungsstrategien zu einer Wiederherstellung der täglichen Rhythmen bei. Danach fällt das Abnehmen leichter. Auf dieser Stufe haben viele morgens keinen rechten Hunger. Abends hingegen folgt der Heißhunger, und sie stopfen Süßes oder Salziges in sich hinein: Chips, Salzgebäck, Eis und Kekse. Mit einem guten Frühstück, das 25 bis 30 Gramm vollständige Proteine beinhaltet, kann sich dies innerhalb von drei bis acht Tagen ändern. Schon bald beruhigt sich der abendliche Appetit, und der Hunger meldet sich regelmäßig wie ein Uhrwerk.

Überlastete profitieren auch von milden Gewürzen, insbesondere von Ingwer und Zimt.

Ingwer

Über die gesundheitlichen Wirkungen von Ingwer wurden ganze Bücher verfasst. Er senkt nicht nur die Entzündungsbereitschaft und verbessert die Durchblutung, sondern lässt auch die Nebennieren und die Schilddrüse weniger stark auf Stress reagieren.[2] Ingwer ist so vielseitig, dass man ihn auf vielerlei Weise verwenden kann. Er wirkt getrocknet und pulverisiert, aber auch frisch gerieben.

Mit Ingwer kann man Proteinshakes, heißen Getreidebrei, Suppen und Pfannengerichte abschmecken. Um Stress entgegenzuwirken, reicht bereits eine Tasse Ingwertee: Einen bis zwei Teelöffel frischen Ingwer oder einen halben bis einen Teelöffel getrockneten Ingwer mit heißem Wasser aufgießen und ziehen lassen.

Zimt

Zimt ist aus der Küche nicht wegzudenken und normalisiert zugleich die Nebennierentätigkeit. Besonders hilfreich ist Zimt für die Zurücksetzung des Fettschalters, wenn dieser durch Schlafstörungen in den Speichermodus umgelegt wurde.[3]

Der Teufelskreis, der das Überlastungsstadium prägt, zeichnet sich durch Schlafmangel aus, der wiederum dazu führt, dass die Muskeln den Blutzucker abweisen, so dass er im Fettgewebe landet. Das fördert natürlich das Fettwachstum und macht es den Nebennieren noch schwerer, den Blutzucker zu kontrollieren. Bereits ein halber Teelöffel gemahlener Zimt pro Tag kann hier gegensteuern. Zimt passt zu heißem Getreidebrei, Tee und vielen Fleischgerichten. In Kapselform sollte man ihn nicht einnehmen, da hier viel Zimt in einem kleinen Bereich der Speiseröhre oder im Magen freigesetzt wird. Das kann ein spürbares Brennen oder eine Reizung erzeugen, ganz besonders wenn die Kapsel beim Schlucken stecken bleibt.

Weitere Lebensmittel für Überlastete

Auch die folgenden Nahrungsmittel tragen dazu bei, die täglichen Rhythmen wieder zu normalisieren.

Lebensmittel, die die Cortisol-regulierung unterstützen	Vollkorngerste, weiße Bohnen, Kohl, Paranüsse
Lebensmittel, die die Nährstoffverluste durch chaotische Cortisolausschüttung ausgleichen	Bok Choi, Spinat, Austern, Kürbiskerne

Reset für den Tag-Nacht-Rhythmus

Move it

Neben der richtigen Auswahl, Dauer und Intensität kommt es bei körperlicher Betätigung auch entscheidend auf den Zeitpunkt an, wenn man die Nebennieren neu regulieren will. Es ist besser, wenn man es schafft, früher aufzustehen und sich in der Morgensonne zu bewegen, als abends nach der Arbeit noch ins Studio zu gehen. Verlegen Sie besondere Anstrengungen lieber auf den Tagesbeginn, damit das Cortisol nachmittags und abends nicht noch zusätzlich hochgeputscht wird. Nachmittags und abends bieten sich eher sanftes Yoga oder Spaziergänge an.

Kardiokonditionierung: Fit mit HIT

Mit dem richtigen Timing kann intensives Intervalltraining besonders hilfreich sein. Schieben Sie zweimal pro Woche morgens beim Laufen oder an Geräten fürs Ausdauertraining eine HIT-Einheit ein.

Vor Beginn des Intervalltrainings bitte fünf Minuten aufwärmen. Die Intervalle bestehen aus je 30 bis 60 Sekunden starker Anstrengung (Geben Sie alles!), gefolgt von ein bis zwei Minuten leichter Belastung. Nach fünf Intervallen folgen fünf Minuten Cooldown, und schon ist es geschafft.

Kraft 2.0

Zweimal in der Woche brauchen Sie 20 bis 30 Minuten Krafttraining. Am besten eignen sich dafür komplexe Bewegungsabläufe, die viele Gelenke einbeziehen. Sie stimulieren Nerven, die den Tagesrhythmus regulieren. Empfehlenswert sind daher Kniebeugen, Ausfallschritte, Gewichtheben, Balanceübungen und Rotationsübungen. Gönnen Sie dem Körper nach jeder Übungsfolge eine bis zwei Minuten Pause und hängen Sie zum Schluss zehn Minuten gemächliches Ausdauertraining wie Walking oder Joggen an.

Dehnübungen

Am Abend tragen drei Minuten beruhigendes Dehnen eine Stunde vor dem Schlafengehen dazu bei, den Cortisolspiegel abzusenken. Am besten eignen sich dafür umgekehrte Yogapositionen, bei denen die Beine über den Kopf angehoben werden. Hier bietet sich beispielsweise der Schulterstand an (auch als Kerze bekannt).

Legen Sie sich auf den Rücken und heben Sie die Beine an. Stützen Sie die Hüften auf den Händen ab, während Sie die Beine weiter anheben, bis sie möglichst senkrecht über den Schultern stehen. (Solange dies eine zu große Herausforderung ist, können Sie sich auch mit den Beinen an der Wand abstützen.) Die Position halten und tief durchatmen.

Reset für den Schlafrhythmus

Wenn sich die Müdigkeit zur falschen Zeit einstellt

Überlastete Menschen können zwar schlafen, aber nicht zum geeigneten Zeitpunkt. Manche wälzen sich die ganze Nacht unruhig herum und fallen erst gegen vier oder fünf Uhr früh in den Tiefschlaf. Am liebsten würden sie bis zum frühen Morgen aufbleiben und dann lange ausschlafen. Dummerweise läuft dies den meisten Lebensentwürfen zuwider. Viele würden wirklich gern früher schlafen gehen, nur funktioniert es bei ihnen einfach nicht. Während es jedoch nahezu unmöglich ist, den Schlafzyklus auf eine frühere Zeit zu verlegen, gelingt es in der Regel, vier Stunden länger wach zu bleiben und dafür vier Stunden später aufzustehen. Wenn man diese Möglichkeit an einem verlängerten Wochenende bewusst nutzt, lässt sich der Schlafrhythmus wiederherstellen.

Wie geht das? Stellen Sie sich eine Frau vor, die regelmäßig erst um vier Uhr einschläft, aber um sechs Uhr aufstehen und zur Arbeit fahren muss. Sie würde gern mehr als sieben Stunden schlafen. So kann sie innerhalb von fünf Tagen den zirkadianen Rhythmus reparieren. Wichtig ist in diesem Zeitraum, dass es beim Einschlafen möglichst dunkel und beim Aufwachen möglichst hell sein sollte.

- *1. Tag:* 24 Stunden wach bleiben, um acht Uhr früh schlafen gehen und um 15 Uhr aufwachen.
- *2. Tag:* Um zwölf Uhr schlafen gehen und um 19 Uhr aufstehen.
- *3. Tag:* Um 16 Uhr schlafen gehen und um 23 Uhr aufstehen.
- *4. Tag:* Um 20 Uhr schlafen gehen und um drei Uhr morgens aufstehen.
- *5. Tag:* Um 23 Uhr schlafen gehen und um sechs Uhr morgens aufstehen.

Lichttherapie

Auch mit Lichttherapie lässt sich der Nebennierenrhythmus normalisieren. Da überlastete Menschen oft mit Einschlafschwierigkeiten kämpfen, muss die Lichttherapie jedoch anders ansetzen als bei Gestressten. Statt der 30 Minuten hellem Licht von oben am Morgen sollte diese Bestrahlung am frühen Abend stattfinden – im Idealfall etwa fünf Stunden vor der gewünschten Bettzeit.

Sonnenlicht bietet sich um diese Zeit leider häufig nicht an. Damit dieser Trick funktioniert, sollte man in den ersten zwei Wochen der Lichttherapie morgens helles Licht meiden. Entweder bleiben Sie 14 Tage lang in den ersten zwei Stunden in geschlossenen Räumen, oder Sie setzen auf dem Weg zur Arbeit eine Sonnenbrille auf.

Blaublocker als Ausweg

Unsere Tage definieren wir von Sonnenaufgang bis Sonnenuntergang. Im Laufe des Tages steht das volle Lichtspektrum des Sonnenlichts parat: Rot, Orange, Gelb, Grün, Blau, Indigo und Violett. Bei Sonnenuntergang kommen die kürzeren Wellenlängen von Blau, Indigo und Violett nicht mehr durch. Das Licht wird indirekt, und die Schatten verschwimmen. Jetzt treten die lebhafteren Schattierungen von Rot, Orange und Gelb in den Vordergrund. (Deshalb sprechen Fotografen gegen Abend von der »goldenen Stunde«.)

Diese Farbverschiebungen prägen auch unseren Schlafwach-Rhythmus. Künstliches Licht enthält jedoch in der Regel mehr blaue Wellenlängen als natürliches Licht zu jeglicher Tageszeit. Dies gilt besonders für Computer, Fernseher und Displays. Die Extraportion blaues Licht könnte sowohl für die zunehmende Zahl an Schlafstörungen und Krebsfällen wie Darmkrebs verantwortlich sein.[4]

Mit dem kostenlosen Programm f.lux kann man die Farben des Computerbildschirms so anpassen, dass sie der aktuellen Tageszeit vor Ort entsprechen. Das Programm funktioniert für Mac und PC und ist auch für Mobilgeräte angekündigt. Wenn Sie künstlichem Licht nicht ausweichen können, helfen spezielle Schutzbrillen gegen UV-Strahlung. Wenn man diese Brillen spätestens eine Stunde vor dem Zubettgehen aufsetzt, blockieren sie einen Großteil des blauen Lichts aus der Umgebung und erleichtern so das Einschlafen.

Bitte beachten Sie, dass der Verzicht auf morgendliches Sonnenlicht nur eine Übergangslösung ist, keine Langzeitstrategie. Das Morgenlicht ist ein Genuss, auf den niemand verzichten sollte, sobald der Rhythmus wieder im Lot ist. Wenn Sie besser schlafen können, sollten Sie selbstverständlich morgens in die Sonne gehen. Bei einer erneuten Verschiebung – auch zu frühes Erwachen – können Sie die Lichtexposition wieder auf den frühen Abend verlegen.

Therapeutischer Schlafentzug

Bei wirklich schweren Schlafstörungen kann man die scharfen Geschütze auffahren. Dieser Prozess dauert normalerweise vier bis acht Tage und hilft selbst in hartnäckigen Fällen. In den ersten Tagen sind Sie vielleicht noch müder als sonst. Deshalb sollte man diese Methode nicht anwenden, wenn gerade eine entscheidende Präsentation oder das Abschlussexamen ansteht.

Schätzen Sie zunächst bitte ein, wie viele Stunden Schlaf Sie aktuell bekommen, ob unterbrochen oder nicht. Wenn jemand um 23:30 Uhr einschläft, um zwei Uhr wieder erwacht, erst gegen drei Uhr wieder in Schlaf findet und um fünf Uhr dann endgültig aus dem Bett steigt, wären das insgesamt viereinhalb Stunden Schlaf. An dieser Menge orientieren wir uns bei der Planung.

Danach überlegen Sie, wann Sie idealerweise erwachen möchten. Denken Sie an Ihren Stundenplan oder den Arbeitsbeginn, familiäre Pflichten – wann müsste der Tag im Optimalfall beginnen, wenn Schlaf kein Thema wäre? In unserem Beispiel wählen wir dafür sechs Uhr. Der Plan ist ganz einfach: Legen Sie Ihre Bettzeit so, dass Ihre aktuellen Schlafstunden zur geplanten Aufwachzeit enden. Zu anderen Zeiten des Tages dürfen Sie vorerst nicht schlafen. Und dann weiten Sie die vorgesehenen Schlafzeiten allmählich aus. Das normalisiert den Schlaf-wach-Rhythmus, weil der Körper nach den ersten paar Nächten so müde wird, dass Sie einfach schlafen *müssen*. Sobald der Rhythmus wiederhergestellt ist, stellt sich der Schlaf automatisch ein. Im Einzelnen läuft das folgendermaßen:

Sie schlafen aktuell auf Ihre Weise viereinhalb Stunden und möchten gern um sechs Uhr aufwachen. Am ersten Tag halten Sie sich bis 1:30 Uhr wach – so bleiben noch viereinhalb Stunden bis sechs Uhr. Um sechs Uhr ist Aufstehzeit, egal, wie viele Wecker dafür nötig sind. Lassen Sie den Körper sofort wissen, dass Morgen ist – gehen Sie ins Freie, wenn bereits die Sonne scheint, bewegen Sie sich und gehen Sie unter Menschen. Vielleicht holen Sie sich irgendwo einen Kaffee; der tut Ihnen jetzt gut. An diesem gesamten ersten Tag können Sie tun, was Sie wollen – Hauptsache, Sie dösen nicht ein. Am nächsten Abend gehen Sie eine Viertelstunde früher schlafen. Die Weckzeit bleibt dieselbe. In unserem Beispiel wäre das also 1:15 Uhr. Wieder gilt ab sechs Uhr früh: aufstehen, aktiv werden und den ganzen Tag bis zur Bettzeit wach bleiben. So gehen Sie jede Nacht eine Viertelstunde früher ins Bett. Setzen Sie diese Vorgehensweise so lange fort, bis Sie mit Ihrer Schlafdauer und -qualität zufrieden sind.

Bei konsequenter Durchführung kann dieser Ansatz fast jedem helfen, der mit hartnäckigen Schlafstörungen kämpft. Der therapeutische Schlafentzug ist so wirkungsvoll, dass viele ihn auch nutzen, um von Schlafmitteln wegzukommen. In diesem Fall sollten Sie jedoch vorher unbedingt Ihren Hausarzt ins Vertrauen ziehen.

Tonika für überlastete Nebennieren

Tonika sollen in diesem Stadium weder mehr noch weniger Cortisol erzeugen, sondern dem Körper helfen, zur rechten Zeit die passende Menge bereitzustellen. Eines der nützlichsten pflanzlichen Mittel für diesen Zweck ist Ashwaganda *(Withania somnifera).*

Morgentonikum für die Nebennieren: Rosenwurz

Rosenwurz (*Rhodiola rosea*) ist genau das Richtige, wenn Stress zu Abgespanntheit, Angst und Konzentrationsstörungen führt. In den entsprechenden Untersuchungen wurden standardisierte Extrakte eingesetzt. Erkundigen Sie sich in der Apotheke, in Reformhäusern und Drogeriemärkten oder im Onlineversand nach entsprechenden Präparaten. Als Heilmittel eingesetzt sollte der Extrakt 0,8 bis 1,0 Prozent Salidrosid und zwei bis vier Prozent Rosavin enthalten. Die meisten Menschen, die Rosenwurz einsetzen, profitieren bereits von 100 bis 300 Milligramm pro Tag. Da ein kleiner Prozentsatz der Nutzer durch das Präparat angeregt wird, sollte man Rosenwurz am besten morgens einnehmen.[5, 6]

Abendtonikum für die Nebennieren: Ashwaganda

»Ashwaganda« ist ein Begriff aus dem Sanskrit und bedeutet »riecht wie ein Pferd«. Lassen Sie sich davon nicht abschrecken. Ashwaganda hat echte Pferdestärken, wenn es darum geht, die Nebennieren zu normalisieren. Seine besondere Eigenschaft ist, dass es Angstsymptome lindert und die Hirnzellen vor stressbedingten Schäden bewahrt. Viele pflanzliche Mittel haben auch eine stimulierende Wirkung, Ashwaganda jedoch nicht. Überstimulierung ist bei Überlasteten ein Problem – dieses bewährte Mittel lässt sie zur Ruhe kommen. Zu den vielen positiven Eigenschaften, die zu Ashwaganda dokumentiert sind, zählen:

- Unterstützung des Immunsystems
- Verbesserung der Gedächtnisleistung und der Lernfähigkeit
- Stabilisierung des Blutzuckers
- Weniger stressbedingte Schädigung der Hirnzellen

Da Ashwaganda zur Korrektur des Cortisolspiegels beiträgt, unterstützt es eine Verlagerung der Energie auf den Morgen und die Absenkung zum Abend hin. Man nimmt ein- bis zweimal täglich 500 bis 1000 Milligramm der pulverisierten Wurzel in Kapselform. Ashwaganda kann auch die Schilddrüsenfunktion beeinflussen (normalerweise auf positive Weise). Wer Schilddrüsenhormone einnimmt, sollte bei Ashwagandaeinnahme regelmäßig den Hormonspiegel überprüfen lassen und im Zweifelsfall die Dosis anpassen.[7]

Innere Ruhe durch Meditation

Bei Überlastung sind meist Geist und Psyche in Aufruhr. Dauersorgen und Angst sind aber nicht nur unangenehm, sondern können auch neue Stressquellen darstellen. Man kann jedoch sehr gut lernen, wie man abschaltet und diesen Teufelskreis durchbricht, um den Rhythmus wiederherzustellen, und das ist unglaublich einfach.

Die Entspannungsreaktion

Dass der Blutdruck beim Arzt höher sein kann als zu Hause, gilt heute als Binsenweisheit. Es gibt sogar einen offiziellen Ausdruck dafür: Weißkittelhypertonie. Bis vor wenigen Jahrzehnten glaubten Mediziner nicht, dass die Psyche den Körper derart beeinflussen kann. Erst 1969 bewies Dr. Herbert Benson, dass Stress in Form von hellem Licht bei Affen den Blutdruck in die Höhe treiben kann. Damals wurden die Anhänger der Transzendentalen Meditation, die dem Beatles-Guru Maharishi Mahesh Yogi folgten, auf diese Erkenntnis aufmerksam.

Fortgeschrittene Meditierende glaubten, sie könnten ihren Blutdruck willentlich kontrollieren, und baten Dr. Benson, dies offiziell nachzuweisen. Seine Studien bestätigten ihre Angaben und belegten zudem, dass Meditierende weniger leicht im Überlebensmodus hängen bleiben.

Dr. Benson sah in der Meditation klare Vorteile, erkannte jedoch auch Hindernisse, die viele Menschen abschrecken würden, die davon sehr profitieren könnten: Die Methoden waren kompliziert, man musste sie über Jahre einüben. Außerdem waren sie mit Ritualen und Konzepten verknüpft, die manch religiöser Überzeugung zuwiderlaufen konnten. Deshalb suchte Dr. Benson nach einer einfachen, konfessionsübergreifenden Technik, die trotzdem wirksam wäre. Seine Arbeiten zeigten, dass bereits ein bis zwei tägliche Meditationsphasen ausreichten, wenn man die Entspannungsreaktion nutzte. Die Übungen kann jeder innerhalb weniger Minuten erlernen und sofort davon profitieren. Die Benson-Methode wurde später wiederholt in Studien überprüft und immer wieder für wirksam erklärt. Sie funktioniert so:

Der Einstieg: Wählen Sie einen ungestörten Zeitpunkt und machen Sie es sich bequem. Das Ziel ist Entspannung, nicht Einschlafen. Die meisten Menschen sitzen hierzu am besten aufrecht auf einem Stuhl. Legen Sie die Dauer der Übung fest und stellen Sie einen Wecker mit sanftem Weckton. Wählen Sie nun ein friedliches, entspannendes Wort, auf das Sie sich konzentrieren wollen. Das kann ein Name oder ein Konzept aus Ihrer Religion sein oder etwas Universelleres wie »Liebe« oder »Frieden«.

Nächster Schritt: Schließen Sie die Augen und entspannen Sie eine Minute lang bewusst alle Muskeln von den Füßen bis hinauf zum Kopf. Atmen Sie langsam ein und wiederholen Sie beim Ausatmen das gewählte Wort. Lassen Sie alle Gedanken vorbeiziehen. Besonders zu Beginn werden Sie leicht abschweifen. Sobald Sie merken, dass Sie abschweifen, konzentrieren Sie sich einfach wieder auf Ihr Wort und auf Ihren Atem. Nach dem Weckton nehmen Sie sich eine Minute Zeit, um sich zu sammeln und ganz normal mit allem fortzufahren, was Sie vorhaben.

Hightech für Meditationsmuffel
Licht- und Tongeräte
Einen flotten Rhythmus hat jeder schon einmal im Kopf gehabt. Selbst im Unterbewusstsein greift das menschliche Gehirn Muster auf. Ob wir wach sind, aufmerksam, verträumt oder im Tiefschlaf hängt vom Pulsieren der Gehirnwellen ab. Wenn wir Lichter sehen oder Töne hören, die in bestimmten Frequenzen wiederkehren, passen sich die Gehirnwellen daran an. Bei der Meditation treten im Gehirn so genannte Alphawellen in den Vordergrund.

Binaurales Hören
Beim binauralen Hören (Richtungshören) geht es um ein vergleichbares Prinzip, jedoch ohne die Lichtimpulse. Dazu benötigen Sie nur Musik und einen Kopfhörer für beide Ohren. Da bestimmte Geräusche gezielt eingespielt werden, funktioniert dieser Ansatz nicht ohne Kopfhörer. Man kann dafür MP3-Dateien herunterladen und auf dem MP3-Player oder dem Smartphone mit Kopfhörer abspielen. Brainwave hält binaurale Programme für alles Mögliche bereit, vom Aufwachen über kritisches Denken und mehr sportliche Leistungsfähigkeit bis hin zum Einschlafen.

Der perfekte Tag für Überlastete

Wenn Sie sich an diesem Mustertag orientieren, können Sie diese Techniken auch in einem straff getakteten Zeitplan unterbringen.

Aufwachen
30 Minuten helles Licht in
 den ersten zwei Stunden

Frühstück
Proteinreiches Frühstück
Rosenwurz einnehmen

Kleine Wachmacher
Morgenspaziergang oder
 Intervalltraining
Fünf Minuten Ent-
 spannungsreaktion

Mittags
Ausgewogene Mahlzeit für
 die Nebennieren

Atempause
Bei anderen Aktivitäten
 binaurale Stücke hören

Abends
Nebennierenfreundliches
 Abendessen mit gesunden
 Kohlenhydraten

Abendritual
Schlafentzugstherapie
 (für den kurzfristigen
 Neustart)
Ashwaganda einnehmen

Erfülltes Leben statt Überleben

Unter den passenden Bedingungen kann man sich schnell aus dem Überlastungsstadium lösen. Wer sich auf die Nebennierendiät konzentriert und sich täglich fünf bis zehn Minuten Zeit nimmt, körperliche Anspannung abzubauen, findet sich häufig schon nach einer bis drei Wochen im gesunden Bereich wieder. Bitte wiederholen Sie jeweils am Monatsersten den Fragebogen aus Kapitel 5. So können Sie sicherstellen, dass es aufwärtsgeht.

8.
Ausgelaugt

Ausgelaugt

Sie sind völlig am Ende? Das ist definitiv eine ungute Situation. Mit *ausgelaugt* bezeichne ich die stärkste Entgleisung des Nebennierensystems. Der Körper versucht, sich zu schützen, indem er sozusagen in Winterschlaf verfällt. Ob man dies als Nebennierenkollaps, Nebennierenkrise oder Zusammenbruch bezeichnet, ist nebensächlich. Der Körper kann den verschiedenen Stressfaktoren – tägliche Anforderungen, stark verarbeitete Nahrung und Umweltgifte – nicht mehr standhalten und schraubt die Cortisolproduktion zurück, um Schlimmeres zu verhindern. Das Cortisol ist nicht etwa deshalb reduziert, weil es nicht mehr erzeugt werden könnte, sondern weil der Körper die hohe Cortisolbelastung nicht mehr aushält. Genau darum ist Cortisoleinnahme bei einer so massiven Nebennierenschwäche auch nicht hilfreich.

Mein Großvater besaß einen der größten und ältesten Trucks an unserem Ende der Wälder in Nordminnesota. In Anspielung auf die Bibel nannte er sein Fahrzeug den »Methusalem«. Seine größte Sorge war, dass der Motor auf einem entfernten Feld versagen würde. Es wäre ein Heidenaufwand gewesen, ihn zu bergen. Um sicherzustellen, dass der Wagen nicht am falschen Ort liegen blieb, legte mein Großvater einen Holzklotz unter das Gaspedal, damit niemand aus Versehen zu viel Gas geben konnte. Genau das geschieht bei ausgelaugten Nebennieren. Der Körper schiebt sozusagen einen Bremsklotz ein, damit man gezwungen ist, einen Gang zurückzuschalten.

Wenn Sie nach dem Test aus Kapitel 5 direkt in dieses Kapitel gesprungen sind, sollten Sie sich bitte ärztlich untersuchen lassen, um andere Krankheitsursachen auszuschließen. Ich bin der Ansicht, dass jeder regelmäßige Gesundheitschecks wahrnehmen sollte. Im Stadium *Ausgelaugt* ist dies doppelt wichtig. Diesen Punkt kann ich gar nicht genug betonen.

Immer wieder kommen Menschen zu mir, die davon überzeugt sind, dass ihre Symptome nur auf Stress, Schlafstörungen oder falscher Lebensweise beruhen. Stattdessen stellt sich heraus, dass sie undiagnostizierte Krankheiten mit sich herumschleppen. Die folgende Aufzählung ist nur eine kleine Auswahl von dem, was ein Arzt zunächst einmal ausschließen würde:

- Schilddrüsenerkrankung
- Anämie (Blutarmut)
- Diabetes mit Unterzuckerungen
- Chronisches Pfeiffer'sches Drüsenfieber (infektiöse Mononukleose)
- Nierenerkrankung
- Herzerkrankung
- Fettleber
- »Sick-Building-Syndrom«
- Nährstoffmängel
- Schlafapnoe

Was geschieht bei ausgelaugten Nebennieren?

Einem Zusammenbruch der Nebennieren geht meist ein langer, anstrengender Zeitraum vorweg, in dem man stark unter Druck steht. Häufig kommen verschiedene massive Ereignisse zusammen, zum Beispiel Krankheiten, ein Pflegefall in der Familie (oder kleine Kinder) oder anhaltende finanzielle Sorgen. Hinzu kommt, dass Menschen, die sich derart verausgaben, oft genau die sind, die anderen gerne zur Seite stehen. Das Neinsagen fällt ihnen vielfach schwer, aber irgendwann können sie nicht mehr. Damit die Nebennieren heilen können, müssen sie sich weniger aufbürden und mehr auf sich selbst achten.

Suzanne: Völlig ausgelaugt

»Die letzten Jahre haben sich schier endlos hingezogen. Ich komme mir vor, als ob ich die ganze Zeit durch Sirup wate. Alles fällt mir schwer und erscheint mir übermäßig mühsam.«

Als Suzanne mir dies erzählte, war sie erst Anfang 30. Der Hauptanlass, weshalb sie bei mir vorsprach, waren störrische sieben Kilo, die sie einfach nicht loswurde. Nach einigen Minuten vertraute sie mir jedoch an, was tatsächlich los war. Sie war selbst im Medizinbereich tätig und brach vor lauter Arbeit schier zusammen. Angesichts von 60-Stunden-Wochen und Schlafstörungen traten bei ihr chronische Atemwegsinfekte auf, die kaum auf Medikamente ansprachen.

Je müder Suzanne wurde, desto mehr geriet sie mit ihrer Arbeit in Rückstand. Ihr Sozialleben lag seit Jahren auf Eis. Wenn sie etwas Zeit für sich fand, versuchte sie zu schlafen, um neue Energie zu tanken.

Ich behandelte sie wegen einer Schilddrüsenerkrankung, doch sie war so selten bei mir, dass ich nicht gewusst hatte, wie schlecht es um sie stand. Nachdem sie mir ihre Situation geschildert hatte, veranlasste ich umfangreiche Tests und prüfte dabei auch die Nebennierenfunktion. Es stellte sich heraus, dass ihr Cortisolspiegel so niedrig war, dass sie ein Notfallarmband tragen musste, damit man bei einem unvorhergesehenen Zwischenfall richtig reagieren könnte.

Ich erklärte ihr ausführlich, wie ernst es um sie stand. Ihr musste erst bewusst werden, dass in den nächsten Monaten ihre eigene Gesundheit absolute Priorität hatte. Auf meinen Rat hin halbierte sie ihre Arbeitszeit und legte

> zehn Tage Strandurlaub ein – ohne Verpflichtungen und
> ohne jeden Zeitplan. Das war die perfekte Gelegenheit,
> auf die Nebennierendiät umzustellen. In den Folgemonaten nahm sie regelmäßig bestimmte Ergänzungsmittel,
> ließ sich Akupunktur geben und meditierte. Nach einem
> halben Jahr freute sie sich so, dass ihre Energie und ihr
> Lebensmut zurück waren, dass sie das Gewicht gar nicht
> erwähnte, bis ich danach fragte. Sie war ersichtlich fitter
> und hatte wieder ihr Idealgewicht.

Hinweise auf ausgelaugte Nebennieren

Ausgelaugte Nebennieren zeichnen sich in erster Linie durch eine überwältigende Erschöpfung aus. Typische Symptome sind starke Abgeschlagenheit, Muskelschwund, Gewichtszunahme in der Körpermitte, ein allgemeines Schwächegefühl, starkes Verlangen nach Zucker oder Salz und Schwindelgefühle bei plötzlichem Aufstehen. Es kann auch zu Muskel- und Gelenkschmerzen, auffällig niedrigem Blutdruck und diversen Verdauungsproblemen wie Blähungen und Aufstoßen kommen.

Weil man sich in diesem Stadium nur schwerlich zu körperlicher Aktivität und Geselligkeit aufraffen kann, besteht ein erhebliches Risiko für eine schwere Depression und Gewichtszunahme sowie ein erhöhtes Herz- und Diabetesrisiko. Wer sich in dieser Kategorie wiederfindet, muss seine Gesundheit an erste Stelle rücken.

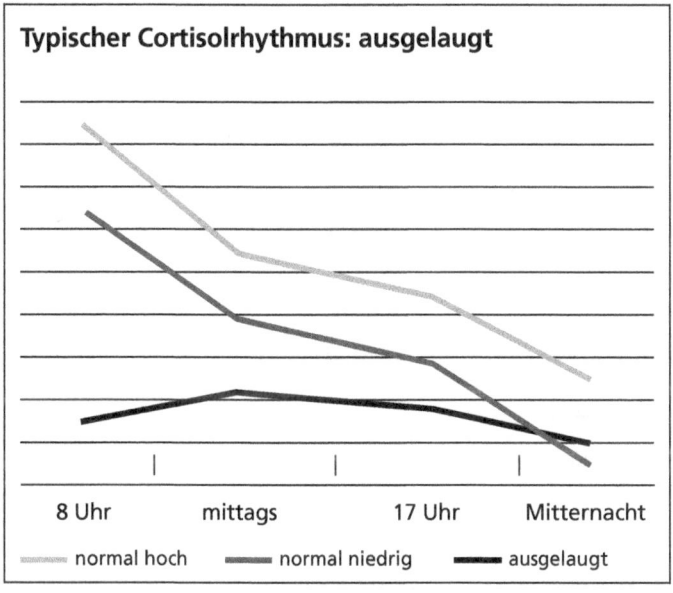

Typisch für ausgelaugte Nebennieren ist ein den ganzen Tag zu niedriger Cortisolspiegel (siehe Grafik). Auch hier gilt, dass Tests nicht wirklich helfen, weil Cortisol auch innerhalb des Fettgewebes verstoffwechselt wird und nicht vollständig ins

Blut übergeht. Deshalb sollten Sie unabhängig von Labortests die Ergebnisse aus dem Nebennierentest zu Beginn von Kapitel 5 als Richtschnur ansehen.

Hilfe für Ausgelaugte

Wenn jemand ausgelaugt ist, kann die Heilung mit den richtigen Schritten binnen Tagen in Gang kommen – einschließlich spürbarer Verbesserungen. Wer sich ganz auf seine Gesundheit konzentriert, kann innerhalb von sechs bis acht Wochen in den Normalzustand zurückkehren.

Alles eine Frage der Prioritäten

Vielen Menschen fällt es schwer, ihre Aktivitäten einzuschränken. Was ist Ihre Lebenszeit wirklich wert? Das folgende Spiel hilft, eigene Prioritäten zu erkennen. Sie brauchen dafür nur Stift und Papier und zehn Minuten Zeit.

Schritt 1: Schreiben Sie eine Liste mit zehn Dingen, für die Sie sich regelmäßig Zeit nehmen. Denken Sie an zusätzliche berufliche Aufgaben, Social Media, Vereine oder Organisationen, Ehrenämter und soziale Verpflichtungen. Schreiben Sie die ersten zehn Punkte auf, die Ihnen einfallen.

> **Einfach Nein sagen**
>
> Erinnern Sie sich an alte Anti-Drogen-Kampagnen? Um mit ausgelaugten Nebennieren wieder gesund zu werden, braucht man Disziplin. Beschränken Sie sich auf das Unerlässliche und sagen Sie zu allem anderen Nein. Wer schuldet Ihnen noch einen Gefallen? Auf wessen Hilfe aus Familie und Freundeskreis können Sie bauen? Nehmen Sie jedes Angebot an. Wenn Sie diese Krise gut bewältigen, erkennen Sie anschließend wieder besser, was wirklich zählt. Das ist sehr wichtig, denn wenn dies nicht gelingt, geraten Sie leicht auf ein abschüssiges Gleis, das Ihre Handlungsfreiheit immer weiter einschränkt, weil immer mehr Gesundheitsprobleme hinzukommen.

Schritt 2: Stellen Sie sich vor, jemand, der Ihnen besonders nahesteht, hätte ein ernsthaftes Gesundheitsproblem. Es steht fest, dass er wieder gesund wird, aber dazu müssten Sie in den nächsten zwei Monaten jeden Tag zwei Stunden für ihn da sein. Welche sieben Verpflichtungen könnten Sie dafür aus der Liste streichen?

Schritt 3: Die meisten Menschen würden für einen anderen, den sie lieben, mehr tun als für sich selbst. Streichen Sie daher bitte nun lediglich fünf Aufgaben von der ursprünglichen Liste. Damit haben Sie die Hälfte vom Hals und haben zwei Stunden pro Tag zum Ausruhen und für Ihren Körper. Ausgelaugte müssen der eigenen Gesundheit derartige Priorität einräumen.

Wie können Sie sich nebennierenfreundlicher ernähren?

Auch mit ausgelaugten Nebennieren kann man Gewicht abbauen. Gehen Sie die Sache jedoch langsam an. Auf dieser Stufe kann jede positive Veränderung wie ein unüberwindlicher Berg wirken. Wenn Sie häufiger etwas essen, stabilisiert sich Ihre Energie. Weil die Nebennieren gerade nur mit Mühe ausreichend Cortisol erzeugen, kann der Blutzucker leicht und rasch in den Keller gehen. Dann müssen die ohnehin erschöpften Nebennieren noch mehr Arbeit leisten.

Einerseits geht es also um einen stabilen Blutzucker, andererseits ist zu beachten, dass die Nahrung, die den Blutzucker am schnellsten hebt, ihn auch am schlimmsten wieder abfallen lässt. Setzen Sie vorranging auf den regelmäßigen Verzehr der Proteinshakes und gesunden Mahlzeiten aus der Nebennierendiät. Zusätzlich sollten Sie vormittags und nachmittags Snacks aus der Liste der unbegrenzt erlaubten Lebensmittel zu sich nehmen.

Besonders empfehlenswert für Ausgelaugte

Manche Lebensmittel leisten einen besonderen Beitrag zur schnelleren Genesung. Diese Produkte gehören mehrmals in der Woche auf den Speiseplan, denn sie sorgen prompt für mehr Energie.

Lebensmittel, die zur Cortisolsenkung beitragen	Grapefruit, Maca, Sesamsamen, Kurkuma
Lebensmittel mit Nährstoffen, die bei niedrigem Cortisolspiegel benötigt werden	Avocado, Rindfleisch aus Weidehaltung, Meersalz

Mehr Kochsalz

Kochsalz hält Cortisol länger im Körper zurück. Mit einem höheren Salzverzehr kann der Körper das wenige vorhandene Cortisol besser nutzen. In anderen Stadien ist Kochsalz eher nachteilig für die Nebennieren, doch Ausgelaugte haben häufig einen sehr niedrigen Blutdruck. Mehr Salz kann ihnen zu neuer Energie verhelfen. Diese Maßnahme gilt nur während der sechs- bis achtwöchigen Rekonvaleszenzphase. Danach gilt wieder die Erkenntnis, dass zu viel Salz selbst für Menschen mit niedrigem Blutdruck eine Gefahr darstellt.[1]

Reset für den Tag-Nacht-Rhythmus

Wie wichtig der zirkadiane Rhythmus für Gesundheit und Gewicht ist, wissen wir inzwischen. Sobald er bei ausgelaugten Nebennieren wiederhergestellt ist, kehrt der Elan zurück, die Stimmung hellt sich auf, und der Körper ist wieder in der Lage, Übergewicht abzubauen. Unterstützen Sie die Nebennierendiät durch die nachfolgenden Maßnahmen. Dann stellt sich der richtige Rhythmus schnell wieder ein, und Sie können auch wieder ruhig schlafen.

Move it

Immer mit der Ruhe

In diesem Stadium kann zu viel Bewegung mehr schaden als nützen. Aktuell ist regelmäßiges, strukturiertes Training definitiv zu anstrengend. Ideal wäre ein kleiner Morgenspaziergang von zehn bis 20 Minuten. Gut tut auch leichte Bewegung in Wasser, das annähernd Körpertemperatur hat, zum Beispiel im Thermalbad. Bei chronisch niedrigem Cortisolspiegel büßen die einzelnen Muskelfasern an Mobilität ein und neigen zum Verkleben. Das schmerzt und schränkt die Bewegungsfreiheit ein, was wiederum die Überlebensreaktion noch mehr ankurbelt. Regelmäßige Massagen und eine Massagerolle für empfindliche Körperstellen können hier Wunder wirken.

Tipps für Unsportliche
Wer sich für Sport überhaupt nicht begeistern kann, beginnt mit dem schon erwähnten Morgenspaziergang. Zehn bis 20 Minuten reichen aus. Nach ein paar Wochen können Sie am frühen Abend einen zweiten Spaziergang einlegen. Das *National Weight Loss Registry* hält in Amerika Kontakt mit Menschen, die nach erfolgreichem Abnehmen das neue Gewicht mehrere Jahre halten konnten. Zu den wenigen Gemeinsamkeiten zählt eine tägliche Strecke von rund sechs Kilometern, die zu Fuß zurückgelegt wird. Wer zügig geht, schafft diese Distanz in jeweils 20 Minuten morgens und abends plus zehn Minuten mittags. Diese Zeit lässt sich übrigens auch produktiv nutzen. Sie können in dieser Zeit interessante Hörbücher hören, Gedanken und Ideen auf dem Smartphone oder Tablet aufzeichnen oder mit Freunden telefonieren.

Yoga für Ausgelaugte

Yoga kann eine wunderbare Therapie darstellen. Wählen Sie eine heilsame Yoga-Form wie Restorative Yoga oder Yin Yoga. Dynamisches Yoga, insbesondere das Bikram-Yoga in einem stark beheizten Raum, ist aktuell ungeeignet.

Reset für den Schlafrhythmus

Ausgelaugte können zwar ein- und durchschlafen, fühlen sich danach jedoch häufig nicht erfrischt. In diesem Stadium enthält der Schlaf leider zu wenige erholsame Phasen. Sobald der morgendliche Cortisolspiegel mit Hilfe der Nebennierendiät und anderer Maßnahmen aus diesem Kapitel wieder ansteigt, verbessert sich häufig auch die Schlafqualität spürbar. Lassen Sie Ihrem Körper bitte ausreichend Zeit zum Schlafen, damit der Körper heilen kann. In den ersten zwei bis drei Wochen können das acht bis zehn Stunden Schlaf am Tag sein.

Therapeutische Bäder

Neben vielen anderen Veränderungen beim Zusammenbruch des zirkadianen Rhythmus ist auch die Regulierung der Körpertemperatur gestört. Insbesondere fehlt das normale Ansteigen und Absinken, und das zieht Durchblutungsstörungen, Muskelschwäche und eine schlechte Schlafqualität nach sich, was wiederum die Abgeschlagenheit verstärkt.

Ein lauwarmes Bad am Abend kann dem Körper eine bessere Temperaturregulierung vermitteln und den Schlaf verbessern, denn die Nerven in der Haut können auch die Nerven im Gehirn beruhigen. Das Wasser sollte weder zu kalt noch zu heiß sein. Optimal ist eine Temperatur zwischen 35 und 37,5 Grad Celsius, also ungefähr Körpertemperatur. Am besten setzen Sie dem Bad noch 900 Gramm Bittersalz zu. Magnesiumsulfat enthält Mineralien, die dem Körper im Überlebensmodus häufig fehlen. Das Magnesium wird durch die Haut aufgenommen, so dass ein solches Bad den Magnesiumspiegel und damit die Energie wieder heben kann. Gleichzeitig verbessert es die Muskelentspannung.

Nasse Socken

Eine bessere Durchblutung erhöht die Versorgung der Muskeln mit Energie und lindert Schmerzen und Müdigkeit. Bei ausgelaugten Nebennieren treten nachts häufig Muskelschmerzen auf, oder es kommt zu spontanen Bewegungen wie beim Restless-Legs-Syndrom (unruhige Beine). Weil das Blut sich in einem geschlossenen System bewegt, geht die verstärkte Durchblutung eines bestimmten Bereichs stets mit einer verminderten Durchblutung anderswo einher. Nasse Socken sind ein altes Hausmittel und können die Durchblutung innerhalb von wenigen Wochen erheblich verbessern.

Sie brauchen dazu ein Paar dünne Baumwollsocken und ein Paar dicke, lange Wollstrümpfe. Feuchten Sie die Baumwollsocken unmittelbar vor dem Schlafengehen mit zimmerwarmem Wasser an und wringen Sie sie gut aus. (Wer leicht fröstelt oder sehr kälteempfindlich ist, kann in den ersten Tagen auch lediglich die untere Hälfte der Socken im Zehen- und Vorderfußbereich anfeuchten.) Die Baumwollsocken anziehen und die Wollstrümpfe darüberstreifen. Das Wasser auf der Haut soll die Durchblutung erhöhen, damit die Füße wärmer werden. Die Wollsocken darüber halten trotz der feuchten Haut so warm, dass Sie nicht auskühlen. Im Laufe des Abends trocknen die Socken, und die Füße sowie die restliche Muskulatur sind besser durchblutet.

Die meisten Menschen schlafen bereits nach der ersten Anwendung tiefer und erholsamer. Die nassen Socken können Sie jeden Abend einsetzen. Auch wenn es Ihnen besser geht, können Sie auf diese Methode zurückgreifen, wenn Sie merken, dass Sie erschöpft sind oder kurz vor einer Erkältung stehen.

Lichttherapie

Bei ausgelaugten Nebennieren schläft man wie ein Stein und ist morgens trotzdem nicht erholt. Der Grund dafür ist die Tag und Nacht flache Cortisolkurve. Eine Lichttherapie kann dennoch hilfreich sein, muss aber gezielt an den flachen Cortisolverlauf angepasst werden. In diesem Stadium sollte die Lichttherapie erst 90 Minuten nach dem Aufstehen einsetzen. Planen Sie dafür bitte 45 statt 30 Minuten ein.

An sonnigen Tagen entspannen Sie am besten im Freien. Wenn es draußen trüb und regnerisch ist, setzen Sie sich für Planungsarbeiten oder zum Frühstücken unter eine Leuchte mit mindestens 10 000 Lux. Im Optimalfall statten Sie Ihren Arbeitsplatz entsprechend aus, weil der Lichtschub ja erst später stattfinden soll.

Tonika für ausgelaugte Nebennieren

Manche Ergänzungsmittel tragen dazu bei, dass der Körper wieder mehr Cortisol toleriert, oder sie verlangsamen die Cortisolausscheidung. Wenn die Nebennierentätigkeit zusammengebrochen ist (nicht aber bei gestressten oder überlasteten Nebennieren!), sollte man die Cortisolproduktion tatsächlich unterstützen. Mittel »für die Nebennieren«, die mehr als 50 Milligramm Basilikum oder über 100 Milligramm Pantothensäure (Vitamin B_5) enthalten, können kontraproduktiv sein, weil sie das Cortisol noch mehr absenken.

Morgentonikum für die Nebennieren: Amerikanischer Ginseng

Ginseng zählt zu den bekanntesten Heilpflanzen. Die vielen verschiedenen Arten, Farben und Darreichungsformen haben jeweils etwas unterschiedliche Wirkungen. Grundsätzlich ist Ginseng ein Mittel, das stimuliert und Kraft schenkt. Deshalb ist er bei starker Erschöpfung so nützlich.

Die Wurzel des Amerikanischen Ginseng (*Panax quinquefolius*) enthält Ginsenoide, die bei Erschöpfung und Müdigkeit besonders gut helfen. Empfohlen werden normalerweise 30 bis 100 Milligramm pro Tag.[2] (Achtung, im Stadium *Gestresst* oder *Überlastet* empfindet man die Stimulierung durch Ginseng oft eher als unangenehm.)

Morgentonikum für die Nebennieren: Süßholz

Süßholz (*Glycyrrhiza glabra*) ist bei schwacher Nebennierenleistung ausgesprochen hilfreich. Es ist in vielerlei Hinsicht mit Cortisolgaben vergleichbar, hat aber deutlich weniger Nebenwirkungen. Auch die Suchtgefahr ist erheblich geringer. Süßholz kann den Cortisolspiegel leicht anheben, indem es dem Körper dazu verhilft, das vorhandene Cortisol länger zu nutzen. Aus diesem Grund reagieren Menschen mit höherem

Cortisolspiegel auf Süßholzgaben eventuell mit Wassereinlagerungen und steigendem Blutdruck.

Süßholzkapseln sind zumeist auf zwei Prozent Glycyrrhizin standardisiert. In dieser Dosierung hat sich bei einer Nebennierenschwäche die morgendliche Einnahme von 30 bis 100 Milligramm bewährt.[3] Süßholz wird auch gern Kräutertees zugesetzt – probieren Sie, ob es Ihnen in dieser Form schmeckt. Lakritz enthält heutzutage kein Süßholz mehr und eignet sich nicht zur Anregung der Nebennierenfunktion.

Abendtonikum für die Nebennieren: Kamille

Ausgelaugte Menschen kommen mit Kräutern eventuell leichter zur Ruhe. Dafür ist Kamillentee (Echte Kamille, *Matricaria recutita*) perfekt geeignet. Kamille besänftigt nachweislich Stress und Angst und fördert den Schlaf, ist aber kein Beruhigungsmittel. Außerdem lindert sie Muskel- und Bauchkrämpfe.[4]

Kamillentee gibt es in Supermärkten und oft auch im Restaurant. Standardisierte Tees erhalten Sie in der Apotheke. Die kräftige Pflanze wächst vielerorts als »Unkraut« am Wegesrand, am liebsten auf sandigen Lehmböden. Wenn Sie Echte Kamille im Garten haben, können Sie eine Handvoll Blüten mit heißem Wasser übergießen und zu einem wohlschmeckenden, duftenden Tee ziehen lassen. Eine gute geschmackliche Ergänzung wäre Ingwer oder Pfefferminze.

Darla: Was spricht gegen Cortisoneinnahme?

Die Symptome einer Nebennierenschwäche beruhen auf einer zu geringen Cortisolproduktion. Es erscheint naheliegend, diesen Mangel durch ein entsprechendes Präparat auszugleichen. Bei Morbus Addison ist dies tatsächlich lebenswichtig, weil die Patienten kein Cortisol erzeugen können. Bei anderen Menschen entwickelt sich bei Cortisoneinnahme leider rasch eine Abhängigkeit, denn der Körper schraubt die Eigenproduktion noch weiter zurück.

Im Tagesverlauf wird je nach Uhrzeit und Stressbelastung jedoch unterschiedlich viel Cortisol benötigt. Wenn der Körper hier nicht selbst reagieren kann, besteht bei Krankheit oder einem Unfall die Gefahr einer akuten Nebennierenkrise. Zudem muss Cortison nach längerer Einnahmedauer vorsichtig ausgeschlichen werden, weil es leicht zu anhaltender Schwäche und Schwindelgefühlen kommt. Ein eindringliches Beispiel hierfür ist die Geschichte von Darla.

Darla saß an einem verregneten Nachmittag zum ersten Mal vor mir. Daran erinnere ich mich so gut, weil es einerseits in der Sonora-Wüste so selten regnet, die Nässe Darla andererseits aber auch überhaupt nicht störte. Als ich ins Sprechzimmer trat und mich vorstellte, stellte ich fest, dass ihre Papiere nass waren, ihre Frisur war dahin, und auch ihr Gesicht war nass. Nichts davon versuchte sie, in Ordnung zu bringen. Noch ehe ich mich setzte, wusste ich, dass sie verzweifelt war.

Im Gespräch erzählte Darla, man hätte bei ihr vor einigen Jahren ein chronisches Müdigkeitssyndrom diagnostiziert und sie hätte deswegen ihren Beruf als Sozialarbeiterin aufgeben müssen. Sie hatte diverse Gesundheitsprobleme wie Übergewicht und beginnenden Diabetes, doch angesichts ihrer überwältigenden Müdigkeit zeigte sich rasch, dass daran aktuell nichts zu ändern war. Trotz zwölf bis 16 Stunden Schlaf am Tag war sie ständig müde. Alle paar Monate raffte sie sich zu einem kleinen Spaziergang auf, war danach aber jedes Mal tagelang noch erschöpfter. Sie war bereits wegen einer Schilddrüsenerkrankung behandelt worden und nahm Cortisonpillen. In den ersten Wochen hatte das Cortison ihr tatsächlich mehr Energie verschafft, aber es hatte zu Wassereinlagerungen und Gewichtszunahme geführt.

Nach einer gründlichen Untersuchung erklärte ich ihr, dass das Cortison ihr nicht helfen könne. Ihr Körper konnte zwar noch Cortisol herstellen, ließ dies aber absicht-

> lich sein. In den nächsten Monaten behandelte ich sie mit der Nebennierendiät, Ergänzungsmitteln wie Amerikanischem Ginseng und Süßholz und einer Lichttherapie. Nach dem ersten Monat brauchte Darla nur noch neun bis zehn Stunden Schlaf und konnte sich wieder mehr bewegen. Nach drei Monaten hatte sie neun Kilo abgenommen. Vor allem aber hatte sie wieder Hoffnung.

Innere Ruhe durch Atemübungen und Phantasiereisen

Das Letzte, was man mit ausgelaugten Nebennieren braucht, sind noch mehr Anforderungen, selbst wenn es dabei um Entspannung und Meditation geht. Eine dreiminütige Atemübung am Morgen sowie eine passive, geführte Meditation am Abend, die man nur anhören muss, hilft der Psyche dennoch auf die Sprünge.

Energie einatmen

Atemübungen können zu mehr Gesundheit und Vitalität verhelfen. Die unendliche Müdigkeit in diesem Nebennierenstadium wird häufig von ständigem Frieren begleitet. Mit den richtigen Atemübungen kann man den Körper radikal erwärmen und neue Energie tanken.

Schon im 16. Jahrhundert nutzten die tibetischen Mönche Atemübungen aus ganz praktischen Gründen. Viele Klöster lagen fernab vom geschäftigen Alltag und häufig in kargen Landstrichen, die nicht für die Landwirtschaft, zum Wohnen oder für den Handel benötigt wurden. Das waren vornehmlich abgelegene, hohe Bereiche, und dort war es kalt. Manche Mönche wurden so geschickt daran, den Körper durch Atmen zu wärmen, dass sie es als Herausforderung ansahen, bei Temperaturen dicht am Gefrierpunkt zu meditieren und dabei nur mit kaltem Wasser getränkte Tücher umzulegen. Der Feueratem ist eine abgewandelte Version einer derartigen Technik.

Schritt 1: Setzen Sie sich aufrecht hin. Wenn Ihre Knie es zulassen, knien Sie auf einem Kissen auf dem Boden und schlagen die Beine unter. Ansonsten können Sie auch auf einem Stuhl sitzen. Stellen Sie in etwa 1,50 Meter Abstand etwas hin, auf das Sie sich konzentrieren möchten, zum Beispiel ein Foto, ein Schmuckstück oder einen anderen kleinen Gegenstand, der Ihnen wichtig ist.

Schritt 2: Fixieren Sie diesen Punkt mit den Augen und atmen Sie schnell immer wieder durch die Nase ein und durch den Mund aus. Nehmen Sie beim Atmen wahr, wie der Bauch sich hebt und senkt. Stellen Sie sich vor, Sie müssten mit einem Blasebalg ein Feuer anfachen. Der untere Bauchraum sollte sich wie ein solcher Blasebalg heben und senken. Wiederholen Sie diesen Schritt einige Dutzend Mal, bis Sie mit der Technik gut zurechtkommen.

Schritt 3: Erhöhen Sie das Tempo und machen Sie 20 Atemzüge schnell nacheinander. Bei jedem Atmen stellen Sie sich jemanden, den Sie lieben, in einem Käfig vor. Der Käfig hängt an einem dünnen Seil, das eine brennende Kerze in etwa zwei Meter Abstand anzusengen droht. Jeder Atemzug sollte so stark sein, als wollten Sie die Flamme ausblasen. Nach 20 Atemzügen atmen Sie tief ein und halten die Luft an. Die Luft bitte so lange wie irgend möglich anhalten!

Bei den ersten Versuchen reicht vermutlich eine Runde Feueratmen. Später können Sie nach dem Atemanhalten tief ausatmen und sofort wieder 20 schnelle Atemzüge anhängen. Wenn Ihnen dabei schwindelig wird, atmen Sie ruhiger und gehen es nächstes Mal langsamer an. Üben Sie jeden Morgen nur drei Minuten lang.

Phantasiereise: Überlassen Sie die Arbeit anderen

Es gibt inzwischen viele gute Audioangebote, die den Hörer durch verschiedene Visualisierungen führen und damit Gesundheit und Wohlbefinden verbessern. Man kann sie jederzeit einschieben. Für Ausgelaugte gilt vielfach, dass sie zwar wissen, dass Methoden zum Stressabbau gut für sie wären, aber nicht mehr die Energie haben, etwas Neues auszuprobieren. Eine geführte Meditation in Form einer Bilder- oder Phantasiereise ist die perfekte Lösung, weil der Teilnehmer hier alles auf dem Silbertablett serviert bekommt.

Ein Sprecher oder eine Sprecherin führt durch friedliche Umgebungen, gibt dabei Übungen vor und stellt Fragen, die angesichts von äußeren Stressfaktoren später Sicherheit und Widerstandskraft vermitteln.

Der perfekte Tag für Ausgelaugte

Hier sehen Sie einen kurzen Überblick, wie man diese Methoden problemlos in den Tag integrieren kann, auch wenn die Energie im Keller ist.

Aufwachen
90 Minuten nach dem
  Aufwachen: 45 Minuten
  helles Licht

Morgens
Proteinreiches Frühstück
  für die Nebennieren
Gemächlicher Spaziergang:
  zehn bis 20 Minuten
Amerikanischer Ginseng
  und Süßholz

Kleine Wachmacher
Feueratem: drei Minuten

Kleiner Snack
Etwas von der Jederzeit-
  Liste (siehe Seite 134/135)

Mittags
Ausgewogene Mahlzeit
  für die Nebennieren

Kleiner Snack
Heilsaft (siehe Seite 318)

Abends
Nebennierenfreund-
  liches Abendessen
  mit gesunden Kohlen-
  hydraten

Abendritual
Geführte Phantasiereise
Kamillentee

Erfülltes Leben statt Überleben

Die Stufe *Ausgelaugt* repräsentiert den extremsten Zustand einer Nebennierendysfunktion. Unbehandelt kann man lange darin festhängen. Obwohl dieses Stadium einem wie ein Loch vorkommt, in das man immer wieder zurückrutscht, kann man sich mit dem nötigen Wissen und unter den passenden Voraussetzungen zügig wieder herausarbeiten. Das Wichtigste ist jetzt die dringend benötigte Ruhe – erwartungsfrei und ohne Verurteilung.

Mit der Nebennierendiät und bewusstem Minimieren von psychischem, körperlichem und ernährungsbedingtem Stress kann man diesen Zustand innerhalb von einem bis zwei Monaten komplett hinter sich lassen. Auch unter massivem Stress fühlt man sich mit den in diesem Kapitel erläuterten Methoden schon nach wenigen Wochen wieder lebendiger und sieht wieder klarer.

Behalten Sie Ihre Fortschritte im Blick, indem Sie immer am Monatsersten den Fragebogen aus Kapitel 5 wiederholen.

9.

Im Gleichgewicht

Im Gleichgewicht

Die alten Weisheitstraditionen dieser Welt durchzieht der Tenor, dass ein müheloses Leben schlichtweg unmöglich ist. »Das Leben ist Leiden«, besagt die erste der vier buddhistischen Lehren. Um zu begreifen, was ein gesundes, gelingendes Leben bedeutet, muss man das Unvermeidbare erkennen und zwischen Schmerz und Leiden unterscheiden. Kleinere oder größere Schmerzen kennt jeder Mensch. Wir können ihnen nicht entgehen. Leiden ist unsere Antwort auf solche Traumata. »Es geht mir gut«, bedeutet nicht, dass ich keinerlei Schmerzen und Probleme habe, sondern dass ich mit meinem Leiden gut umgehen kann. Wir können uns entscheiden, unser Leiden entschlossen anzunehmen und dabei Hoffnung zu bewahren, anstatt uns davon erdrücken zu lassen.

Das englische Wort für dieses Konzept ist »Thriving« und bedeutet so viel wie »Blühen, Wachsen, Gedeihen«. Menschen, denen es in diesem Sinne gut geht, konzentrieren sich lieber auf selbst gewählte Stressfaktoren, nicht auf die Dinge, an denen sie nichts ändern können. Körperlich akzeptieren sie beispielsweise lieber Muskelkater nach anstrengendem Sport als die Rückenschmerzen wegen Bewegungsmangel. Emotional wäre dies der Unterschied zwischen dem Schmerz der liebevollen Anteilnahme, mit der man sich dem Kummer eines Freundes öffnet, im Gegensatz zu dem Gefühl nach der Schimpftirade eines dominanten Chefs. Menschen, die ihr Gleichgewicht bewahren, wissen, dass das Leben oftmals

Chancen bietet, bei denen man zugunsten des langfristigen Glücks zunächst etwas Unangenehmes durchstehen muss.

In Bezug auf den Umgang mit Stress bedeutet Gesundheit, dass die Nebennieren auf Stressfaktoren reagieren, dann aber schnell wieder den Normalzustand herstellen.

Informationen über eine gesunde Lebensweise sind zwar hilfreich, aber dieses ausgeglichene Stadium erreicht man nicht, indem man versucht, alles im Detail zu kontrollieren. Kluge Entscheidungen lohnen sich besonders in Bezug auf die Ernährungsauswahl und die Fürsorge für den eigenen Körper. Leider habe ich auch ausgesprochen unglückliche, nicht gesunde Menschen kennengelernt, die zwar viele Regeln kannten, aber keine Prioritäten setzen konnten. In weniger idealen Situationen neigen Menschen zu der Denkweise: »Jetzt ist sowieso alles egal«, anstatt zu Kompromissen. Lachs aus der Fischfarm mit konventionell angebautem Spinat ist aber immer noch gesünder als ein Snack aus dem Automaten. Uns geht es besser, wenn wir gute Entscheidungen treffen, anstatt uns von Idealvorgaben gegängelt zu fühlen.

Auf einer Thailandreise bekam ich Gelegenheit zu einem ausführlichen Gespräch mit Mönchen verschiedener Altersstufen. Mich beeindruckte insbesondere die robuste Gesundheit der älteren Mönche. Sobald ich es für angemessen hielt, fragte ich daher natürlich nach ihrem Geheimnis: Was aßen sie? Sie berichteten, dass die Bewohner der Stadt jedem von ihnen jeden Tag eine große Schale Essen spendierten, wofür sie überaus dankbar wären. Später sah ich, wie sie dieses Essen erhielten und es voller Glück aßen. Sie hatten alle erdenklichen asiatischen Speisen in ihren Schalen, Gemüse, Reis, Meeresfrüchte, Fleisch, Süßigkeiten mit Verpackung und Limonaden. Das ist gesunde Ernährung auf Profiniveau.

Was geschieht bei gesunden Nebennieren?

Wie fühlt es sich an, wenn das Gewicht ganz von selbst stabil bleibt? Mir kommt dabei Lorne in den Sinn, den ich behandelte, als er Mitte 70 war. Vor dem Erstgespräch wurde er in der Praxis gewogen, und man ermittelte die üblichen Gesundheitsparameter. Als ich diese Zahlen durchging, erzählte Lorne mir stolz, dass sein Gewicht seit der Highschool um maximal ein Kilo nach oben und unten geschwankt hatte. Das weckte meine Neugier, denn zum damaligen Zeitpunkt nahm ich selbst zu, obwohl ich jede Woche 20 Stunden auf dem Rad saß. Dass das Kalorienmodell nicht stimmte, verriet der schlichte Blick in den Spiegel. Ich dachte daran, dass 700 Kalorien 100 Gramm Gewicht entsprechen – wie hatte Lorne all die Jahre so gut sein Gewicht gehalten? »Ganz einfach«, sagte er. »Ich esse, wenn ich Hunger habe, und dann höre ich auf.«

Janet: Im Gleichgewicht

Eines Tages erzählte mir die 46-jährige Janet von einem längeren Besuch der Verwandtschaft ihres Mannes. Als sie sagte: »Manchmal ist das Leben hart, aber jetzt habe ich Spaß daran«, wusste ich, dass es ihr gut ging. Ein Jahr zuvor hatte sie bei ausgelaugten Nebennieren acht Kilo über ihrem Wunschgewicht gelegen.

Jetzt erklärte sie, wie der Besuch im Vormonat verlaufen war. Die Kinder hatten ihre üblichen täglichen Aktivitäten, und dann kamen die Verwandten drei Wochen zu Besuch. »Zuerst dachte ich, das schaffe ich nicht«, sagte sie. »Ich hatte so viel um die Ohren, dass ich meine morgendlichen Spaziergänge nicht mehr schaffte, und das ärgerte mich. Aber dann begriff ich, dass unsere Gäste ja auch mithelfen könnten. Wir mussten sie doch nicht die ganze Zeit bedienen. Damit waren sie offenbar ganz zufrieden, und bald war es ganz normal, die Hausarbeit und den Abwasch aufzuteilen. Jetzt sind wir natürlich froh, dass alles wieder normal läuft, aber wir hätten auch nichts dagegen, wenn sie bald wiederkommen. Letztes Jahr, als meine Nebennieren so aus dem Takt waren, hätte ich das nicht ausgehalten und wäre bestimmt nicht auf eine so kreative Lösung gekommen.«

Genau so läuft es, wenn wir wirklich im Gleichgewicht sind. Für unser Überleben als Spezies mussten die Regelkreise für Hunger und Gewicht sauber funktionieren. Ohne ausreichende Nahrung würde ein Nährstoffmangel drohen. Bei ständigem Überfressen würde die Nahrung vorzeitig ausgehen.

Menschen mit einer gesunden Selbstregulation bekommen natürlich Hunger und essen mitunter zu viel, besonders bei geselligen Anlässen. Aber danach haben sie eine Weile weniger Hunger und werden spontan aktiver. Nur im Überlebensmodus haben unsere Zellen eine tief verwurzelte Angst zu verhungern, so dass der Drang zur Fetteinlagerung stärker ist als der Drang des Körpers nach einem stabilen Gewicht.

Keine Angst vor normalem Stress!

Stress ist ungesund, so viel steht fest. Aber Moment mal! Eine Studie von 2012 hat unser Verständnis davon, was Stress für den Menschen bedeutet, wieder einmal erweitert. Bei genauerem Hinsehen hängt unsere Gesundheit offenbar weniger vom Stress selbst ab als davon, wie wir ihn bewerten.

In dieser Studie wurden Daten aus den Fragebogen zum Thema Stress ausgewertet, der 1998 über 28 000 Amerikanern vorgelegt wurde. Die erste Frage betraf das aktuelle Stresslevel. Die Teilnehmer wurden auch gefragt, wie sich der Stress ihrer Meinung nach auf ihre Gesundheit auswirkte. Danach verfolgte die Studie acht Jahre lang die Todesfälle unter den Teilnehmern und verglich die Lebensdauer mit ihren Angaben in der Stressumfrage. Dabei zeigte sich, dass Stress in der Tat auf einen frühen Tod hindeutet – allerdings in deutlich höherem Maße, wenn die Leute glaubten, dass er ihre Gesundheit beeinträchtigte. Erschreckenderweise waren diejenigen, die stark unter Stress standen, aber nicht glaubten, dass es ihnen schadete, gesünder als diejenigen, die weniger gestresst waren, dies jedoch als schädlicher einstuften!

Jeder weiß, wie man sich unter Stress fühlt. Das Herz beginnt zu rasen, der Magen schnürt sich zusammen, und die Muskeln spannen sich an. Die Interpretation dieser Gefühle kann jedoch ihre Auswirkungen beeinflussen. Der eine hat den Eindruck, dass seinem Körper gerade ein irreparabler Schaden zugefügt wird; der andere sieht darin das heroische Aufbäumen seines Körpers angesichts der Herausforderung. Beide Möglichkeiten sind gleichermaßen real. Die Erwartungshaltung bestimmt, welche Realität man wahrnimmt.

Die Stressreaktion kann Fokussierung, Ausdauer und

> entschlossenes Handeln verbessern. Wenn man diesen Energieschub des Körpers wertschätzt, ist Stress womöglich weniger kritisch.[1]

Hinweise auf gesunde Nebennieren

Eine normale Cortisolkurve bei ausgeglichenen, gesunden Menschen ist morgens richtig hoch und sinkt nachts im Tiefschlaf stark ab.

Das Geheimnis für stabile Gesundheit

Wenn Sie einfach rundum gesund sind, herzlichen Glückwunsch. Häufiger hat man in diesem Stadium jedoch Stressfaktoren erfolgreich überwunden, denn ein völlig stressfreies Leben ist die große Ausnahme. Achten Sie weiterhin auf ausreichend Bewegung, gesunde Ernährung und guten Schlaf. Auch im ausgeglichenen Zustand möchte man vielleicht Gewicht abbauen oder zumindest das aktuelle Gewicht halten. Genau dazu kann die Nebennierendiät verhelfen. Bitte berücksichtigen Sie obendrein die folgenden Hinweise.

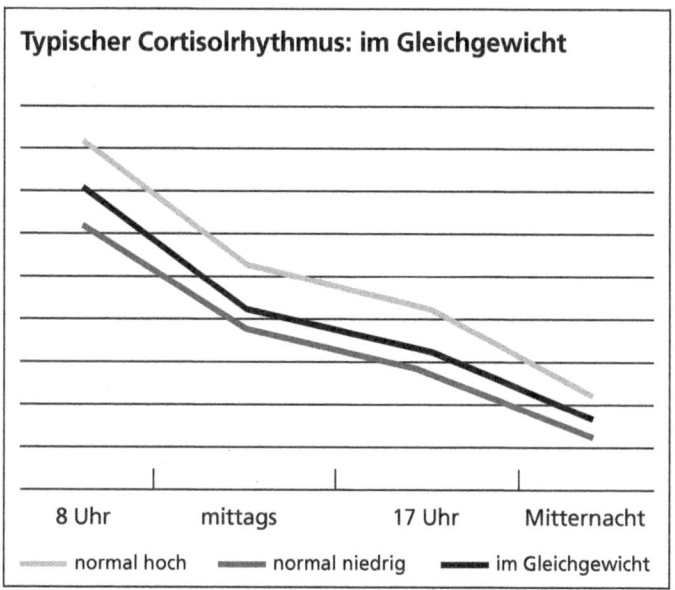

Wie können Sie sich nebennierenfreundlicher ernähren?

Das Körpergewicht lässt sich in diesem Zustand leichter halten als früher. Meine Diätkandidaten machten Aussagen wie: »Es ist, als wäre ich gegen Fett jetzt immun«, oder »Mein Gewicht steigt nicht mehr an, nicht einmal im Urlaub.«

Obwohl die Hormone wieder ausgeglichen sind, kann man

natürlich dennoch zunehmen. Andererseits stellen viele Menschen, die eine nebennierenfreundliche Ernährung befolgen, überrascht fest, dass ihr Appetit sich komplett verändert. Sie fühlen sich nicht mehr zu künstlichen Produkten hingezogen und freuen sich richtig auf ihr Gemüse. Je gesünder jemand ist, desto leichter fällt es ihm, gesund zu bleiben.

Selbst die unvermeidlichen größeren Hürden stecken wir mit der Zeit immer leichter weg. Irgendwann sind die neuen Gewohnheiten so in Fleisch und Blut übergegangen, dass sie ein Eigenleben führen. Man weiß allmählich, wie man mit ungewöhnlichen Situationen fertigwird. Wenn Sie dieses Kapitel gelesen haben, kennen Sie viele Methoden, mit denen man unterwegs oder bei Planänderungen trotzdem gesund bleibt.

Auch ausgeglichene Menschen sollten klar umschriebene persönliche Gesundheitsziele verfolgen. Schreiben Sie Ihr Idealgewicht, den gewünschten Taillenumfang, Ruhepuls und andere wichtige Werte auf. Am besten notieren Sie auch gleich weitere Ziele wie eine neue Beziehung, eine berufliche Veränderung oder neue Fähigkeiten. Legen Sie nun fest, welche konkreten Schritte Sie planen, um diese Ziele zu erreichen. Deponieren Sie die Liste bei der besten Freundin oder bei Ihrem Hausarzt und gehen Sie sie mindestens einmal im Jahr durch. Wenn wir wissen, dass jemand uns wohlwollend unterstützt, halten wir eher an solchen Zielen fest.

Ideale Lebensmittel für Gesunde

Wer bei ausgeglichener Hormonlage schneller abnehmen möchte und sich gleichzeitig mehr Energie und ein starkes Immunsystem wünscht, sollte es mit Hippokrates halten:

Eure Nahrung sei eure Medizin. Mit Gemüse, Gewürzen und Früchten können wir die Gesundheit optimal unterstützen. Essen Sie daher regelmäßig:

Carob	Maulbeeren
Daikon-Rettich	Möhren
Dulse-Algen	Rote Bete
Ingwer	Sellerie
Kardamom	Tomatillos
Löwenzahnblätter	

Reset und Erhaltung des Tag-Nacht-Rhythmus

Move it

Für gesunde Menschen ist Bewegung ein Kinderspiel. Weil sie sich nicht lange dazu aufraffen müssen, haben sie mitunter das Gefühl, sich damit zu verwöhnen, oder hegen gar

Schuldgefühle, weil es so viel Spaß macht. Man hegt schnell den Wunsch, sich regelmäßig auszupowern. Beachten Sie die folgenden Anregungen und ansonsten – viel Spaß dabei!

Cardiotraining

Erlaubt ist, was gefällt. Wenn man die Belastung allzu plötzlich erhöht, springt der Körper allerdings mit etwas Pech in den Überlebensmodus um. Deshalb sollte man das Training langsam steigern. Die meisten Gesunden kommen mit 30 bis 60 Minuten Training für Herz und Kreislauf an vier bis fünf Tagen in der Woche sehr gut zurecht. Ausdauertraining lohnt sich umso mehr, je länger man die Zeit ausdehnt (bis zu 60 Minuten pro Trainingseinheit).

Langsame Daueraktivität (Long Slow Distance)

Wenn Sie sich wohlfühlen und noch fitter werden möchten, können Sie ein paar Mal im Monat langsame Daueraktivität (LSD) einplanen. Natürlich nicht die Droge, auch wenn der Endorphinrausch Sie sicher ebenfalls beflügeln wird. Bei LSD handelt es sich um sanfte, aerobe Belastung, die mehr als zweieinhalb Stunden dauert. In dieser Zeit leeren sich die Glykogenspeicher, und die Muskeln steigen bereitwilliger auf Fettverbrennung um. Der Vorteil an besserer Fettverbrennung ist, dass der Körper weniger Cortisol erzeugen muss (zur Hebung des Blutzuckers) und dass das Cortisol dann auch bei Stress nicht so schnell in die Höhe schießt. Im Optimalfall gewöhnen Sie sich an, jedes Wochenende eine längere Wanderung oder Radtour zu machen. Am besten genießen Sie dabei die Schönheit der Natur und übertreiben es nicht mit dem Tempo. Wenn Sie Freunde und Familie mitnehmen, haben Sie auch noch gemeinsam etwas Schönes erlebt. Bewegung erleichtert das gegenseitige Verständnis und stärkt die Bindung.

Kraft 2.0

Körperliche Fitness lässt sich auch an den Nieren ablesen. Krafttraining macht den Körper nicht nur äußerlich ansehnlicher, sondern hält auch die Organe gesund. Für rundum gesunde Menschen gibt es bezüglich Sport keine Einschränkungen. Es ist jedoch immer klug, eine Sportart zu wählen, die aktuell und langfristig am effektivsten ist. Ohne Krafttraining geht auf die Dauer Muskelmasse verloren, und zwar nicht nur das sichtbare magere Fleisch an Beinen und Armen, sondern auch das unsichtbare im Körperinneren.

Zirkeltraining gehört zu den einfachsten und wirkungsvollsten Methoden, die magere Körpermasse zu erhalten. Der Oberkörper profitiert besonders von Zugübungen (Rudern,

Klimmzüge) und Druckübungen (Überkopfpresse, Liegestütze). Den Unterkörper trainiert man mit den verschiedenen Varianten von Kniebeugen, Ausfallschritten und Hüftbeugen. Wählen Sie aus jeder Obergruppe eine Übung und machen Sie je zwei bis fünf Sätze nacheinander, also beispielsweise einen Satz Kniebeugen, einen Satz Liegestütze, einen Satz Ausfallschritte, einen Satz Klimmzüge und einen Satz Hüftbeugen. Anschließend wiederholen Sie die gesamte Abfolge noch einmal. Training mit dem eigenen Körpergewicht kann auch außerhalb des Studios stattfinden.

Sportsgeist: Ziele setzen und wetteifern

Sind Sie eine Sportskanone? Dann melden Sie sich zum Halbmarathon an. Welchen Sport haben Sie früher gemocht? Für fast jede Sportart gibt es Vereinsangebote auf jeder Leistungsstufe und für jedes Alter. Erwachsene können aktiv Handball, Fußball, Basketball, Volleyball oder Tischtennis spielen, einer Rudermannschaft beitreten, Leichtathletik trainieren und vieles mehr.

Menschen lieben Spiele, weil es klare Regeln und feste Ziele gibt. Wenn es beim Golf nur darum ginge, den Ball ins Loch zu bugsieren, könnte man auch hingehen und ihn hineinstecken. Von Fußball bis Triathlon sind heute mehr Menschen denn je im Amateursport aktiv. Das Geheimnis lautet: Nur ein kleiner Teil davon will sich tatsächlich mit anderen messen. Die meisten wollen einfach Spaß haben, und manchen geht es lediglich um die persönliche Bestleistung.

Friedlich schlafen

Wenn es Ihnen gut geht, könnte Schlaf zum Hochgenuss werden. Je intensiver Sie sich tagsüber hellwach engagieren, desto tiefer und erholsamer wird Ihr Schlaf.

Luzides Träumen

Haben Sie schon einmal mitten im Traum erkannt, dass Sie träumen? Solche Situationen bezeichnet man als »luzides Träumen«. Im luziden Traum sind wir präsent genug, dass wir dem Traum die gewünschte Richtung vorgeben können. Wir können sogar entscheiden, wovon wir träumen möchten. Luzides Träumen wird heute nicht mehr als Mystizismus abgetan, sondern wird von großen Wissenschaftlern wie Dr. Stephen LaBerge von der Universität Stanford untersucht.

Grundfertigkeiten im luziden Träumen erleichtern nicht nur das Einschlafen, sondern ermöglichen häufig auch eine völlig neue Sicht auf alltägliche Mühen. Zahlreiche große

Künstler und Erfinder haben ihre Inspiration aus luziden Träumen bezogen. Zu den bemerkenswerten Persönlichkeiten, die diesen Trick nutzten, zählen Albert Einstein, Paul McCartney, Steven King, Edgar Allen Poe und René Descartes.

Eine gute Möglichkeit, die Kunst des luziden Träumens zu schulen, ist das Wahrnehmen von Zahlen. Gewöhnen Sie sich an, im Tagesverlauf nach Zahlen Ausschau zu halten. Zahlen stehen überall – in Kalendern, auf der Uhr, an Häuserblöcken, auf Straßenschildern, Fahrstuhlknöpfen und Bürotüren. Wenn Sie eine Zahl wahrnehmen, prägen Sie sich diese kurz ein, sehen weg und schauen ein zweites Mal hin. Im Alltag bleibt die Zahl beim zweiten Hinschauen natürlich in der Regel unverändert.

Im Traumzustand die Bilder und Elemente aufrechtzuerhalten verlangt dem Gehirn eine Menge ab. Wenn Sie im Wachen regelmäßig nach Zahlen suchen, taucht diese Angewohnheit häufig auch im Traum auf. Normalerweise gibt sich das Gehirn keine Mühe, Hintergrundbilder wie Zahlen konsistent zu halten. Wenn man im Traum eine Zahl sieht und dann ein zweites Mal hinblickt, hat sie sich normalerweise verändert. Das ist ein guter Hinweis darauf, dass Sie gerade träumen.

Der zweite Teil des luziden Träumens ist, beim Einschlafen ständig ein Wort zu wiederholen, zu dem Sie sich eine Botschaft Ihres Unterbewusstseins wünschen. Zu Beginn meiner Zeit am College wurde mir bewusst, dass ich das ersehnte Medizinstudium unmöglich finanzieren konnte. Während eines Campingausflugs, auf dem ich nur meinen Hund mitnahm, setzte ich eines Nachts tief im Wald das luzide Träumen ein, um einen Ausweg zu finden. Als ich erwachte, wusste ich, was ich tun musste: Ich würde während der Ausbildung als Krankenpfleger arbeiten und mich weiter um Stipendien bemühen.

Lichttherapie

Auch im gesunden Zustand kann man mit Licht die eigene Stimmung und die geistige Produktivität erhöhen. So verhindert man, dass die diversen Störfaktoren des Alltags die körperlichen Rhythmen durcheinanderbringen. Es ist ganz einfach: Sie brauchen lediglich in der ersten Stunde nach dem Aufstehen 15 Minuten helles Licht. An sonnigen Tagen lohnt sich ein Spaziergang oder ein Frühstück im Freien. Wenn die Sonne nicht in Frage kommt, packen Sie die Tageslichtlampe aus.

Tonika für gesunde, aktive Nebennieren

Auch gesunde Menschen wünschen sich manchmal mehr Energie und Widerstandkraft. Pflanzliche Mittel können die Reserven nach einer langen Nacht wieder auffüllen und das Immunsystem stärken. Zu den besten Mitteln für Gesunde zählen Reishi-Pilze und Indisches Basilikum.

Morgentonikum für die Nebennieren: Reishi-Pilze

Reishi (*Ganoderma lucidum*) ist ein Pilz mit medizinisch wirksamen Inhaltsstoffen, der die Anpassungsfähigkeit der Nebennieren fördert. Reishi-Pilze stimulieren nicht, sondern halten einfach das Energieniveau hoch. Weil sie zugleich das Immunsystem stabilisieren und vor Umweltgiften schützen, sind sie auf Reisen sehr hilfreich. Am besten nimmt man Reishi in Form von Kapseln zu sich. Gute Produkte enthalten zehn Prozent Polysaccharide. Nehmen Sie zweimal täglich 400 bis 600 Milligramm zum Essen.

Abendtonikum für die Nebennieren: Indisches Basilikum

Das Indische Basilikum *(Ocimum tenuiflorum)* ist eng mit normalem Basilikum verwandt und wird auch als Königsbasilikum, Heiliges Basilikum oder Tulsi bezeichnet. Untersuchungen konzentrieren sich bisher auf seinen Einsatz zur Behandlung leichter Depressionen und zur Normalisierung des Cortisolspiegels. Nach einem langen, aufregenden Tag kann es dazu beitragen, allmählich zur Ruhe zu kommen. Ersatzweise kann man auch das gewöhnliche Basilikum (Ocimum basilicum) verwenden, das ähnliche Eigenschaften hat.

Wenn man feststellt, dass man hektisch wird oder krank werden könnte, reicht oft eine leckere Portion Basilikum in Form eines Pestos. In Kapitel 10 verrate ich bei den Abendmahlzeiten die Zubereitung meines Lieblingspestos.

Innere Ruhe erzeugt weniger Stress

Gesunde, ausgeglichene Menschen stellen oft fest, dass ihr Leben einfach runder läuft. Sie müssen sich mit weniger Dramen und Ablenkungen herumschlagen. So können sie besser entscheiden, was wirklich zählt und was sie wirklich glücklich macht. Die Antworten auf diese Fragen sind häufig überraschend.

Was wirklich glücklich macht

Unsere Konsumkultur vermittelt, dass Glück ganz leicht zu erreichen sei – ein Kauf genügt! Diese Überzeugung führt zu der logischen Schlussfolgerung, dass der Jackpot im Lotto das ultimative Glück bescheren würde. Psychologen haben jedoch ermittelt, dass gute oder schlechte Ereignisse erstaunlich wenig Einfluss auf unser Glücksniveau haben.

Die aus meiner Sicht aussagekräftigste Studie zu diesem Thema nahm sich genau diese Frage vor: Wie viel glücklicher wären Sie, wenn Sie plötzlich ein echtes Vermögen hätten? Es ging aber auch um die Gegenfrage: Wie viel unglücklicher wären wir angesichts einer persönlichen Tragödie? Um diese Fragen zu klären, verglich man die Veränderungen im Glücksniveau bei zwei Gruppen in den Monaten nach einer massiven Veränderung in ihrem Leben. Die eine Gruppe hatte eine große Summe im Lotto gewonnen. Die andere Gruppe war nach einem Autounfall querschnittsgelähmt. In den ersten Monaten waren die Lottogewinner glücklicher als die Durchschnittsbevölkerung und die Gelähmten unglücklicher. So viel stand zu erwarten. Nach drei Monaten jedoch waren beide Gruppen ungefähr genauso glücklich oder unglücklich wie vor dem speziellen Ereignis. Nach sechs Monaten hatte dieser Zustand sich nicht verändert. Die Lottogewinner waren nicht glücklicher als früher, und die Gelähmten nicht unglücklicher.[2]

Wenn äußerliche Ereignisse so wenig Macht über unser Glück haben – wovon hängt es dann ab?

Flow – eine erlernbare Fähigkeit

Der Psychologe Mihály Csíkszentmihályi hat die Glücksforschung zu seiner Lebensaufgabe erklärt. Um herauszufinden, was uns positiv stimmt, hat er über Jahrzehnte Menschen beobachtet. Am besten scheint es uns zu gehen, wenn wir unsere Fähigkeiten so einsetzen, dass wir gefordert sind, damit aber ein positives Ergebnis erzielen. Diesen Zustand bezeichnete er als »Flow«. Ein Beispiel wäre eine Führungskraft, die ihr Team zu Höchstleistungen motiviert, ein Bergsteiger, der einen schwierigen Gipfel bezwingt, oder Eltern, die sich über die Fortschritte ihres Kindes freuen. Ein Flow stellt sich am ehesten ein, wenn folgende Merkmale vorliegen:

1. Sie erfordern den Einsatz einer Fähigkeit, die über längere Zeit hinweg erlernt wurde.
2. Sie haben das passende Maß an Komplexität. Deutlich zu schwierige oder deutlich zu leichte Aktivitäten tragen nicht zum Flow bei. Im Idealfall besteht eine zunehmende Komplexität, die den wachsenden Fähigkeiten entspricht.
3. Das Tun hat einen echten Sinn. Am wohltuendsten sind Aktivitäten, die auch anderen guttun.

Im Idealfall finden wir einen Beruf, bei dem wir in einen Flow geraten können, oder wir haben ein entsprechendes Hobby. Das Erlernen und regelmäßige Feilen an neuen Kenntnissen und Fertigkeiten kann den Flow-Zustand erzeugen. Nehmen Sie sich jedes Jahr Zeit für neue Hobbys. Vielleicht probieren Sie einen neuen Sport aus – Paddeln, Mountainbiking oder Pilates. Auch geistige Aktivitäten sind gut geeignet, ob Sie nun eine neue Sprache lernen oder eigene Inhalte ins Internet stellen. Csíkszentmihályi zufolge stellen sich solche Erfahrungen am ehesten bei der Arbeit oder bei strukturierten Spielen ein.

Gemeinschaftsgefühl

Wie wichtig ist uns die Gemeinschaft? Denken Sie darüber nach: Wie kann man jemanden bestrafen, der bereits im Gefängnis sitzt? Mit Einzelhaft. Der Mensch ist ein soziales Wesen. Isolation kann eine überaus traumatische Erfahrung sein. Isolierte Menschen sterben nicht nur früher, sondern neigen auch zu starkem Übergewicht.[3]

Selbst wenn wir unter Menschen sind, können wir uns isoliert vorkommen – Gemeinschaftsgefühl ist eine Art Kontinuum. Man muss nicht eingesperrt sein, um sich ausgegrenzt zu fühlen. Häufige positive Kontakte mit Angehörigen und Freunden tragen durchweg zu mehr Gesundheit und einem längeren Leben bei.

1966 bemerkten Wissenschaftler, dass die Männer aus Roseto, einer kleinen Gemeinde in Pennsylvania, trotz schlechter Ernährung und hohem Raucheranteil quasi immun gegen Herzprobleme waren. In Roseto kannte jeder jeden, und die Kriminalität lag deutlich unter dem Landesdurchschnitt. Hier half man einander, wenn es nötig war. Nach Abschluss ihrer Analyse schrieben die Forscher den ausgezeichneten Gesundheitszustand dem ausgeprägten Gemeinschaftssinn zu.[4]

Was können wir heute daraus ableiten? Kontakte sind so lebenswichtig wie Brokkoli und Liegestütze. Kinobesuche und kulturelle Veranstaltungen können den Stress mindern und den Körper gesund erhalten. Bleiben Sie bewusst mit Freunden und Familie in Verbindung. Das ist vielleicht mitunter aufwändig, aber die Mühe lohnt sich unbedingt.

Ehrenamtliches Engagement

Wer einen echten Kick will, kann sich in der nächsten Suppenküche verdingen. Eine der wirkungsvollsten Methoden, gesund zu werden, hat mit traditionellen Diättipps nichts mehr gemein. Dass man mit weniger Stress leichter schlank bleibt, wissen Sie bereits. Und wie baut man Stress am besten ab? Indem man sich auf andere konzentriert.

Dr. Allan Luks prägte für die positiven Veränderungen durch ehrenamtliches Engagement den Begriff des »Helper's

High«. Wer einem anderen Menschen hilft, spürt anfangs ein Gefühl der Euphorie, das dann einem Gefühl der Ruhe weicht. Das klingt sehr gesund und ist das Gegenteil vom Überlebensmodus. Dr. Luks hat Tausende von Menschen untersucht und konnte beweisen, dass diejenigen, die regelmäßig anderen beistehen, zehnmal so wahrscheinlich gesund sind.[5]

Eine Langzeitstudie von 1957 bis 2008 an 10 317 Teilnehmern aus Wisconsin belegt diese Daten. Diejenigen, die sich regelmäßig freiwillig engagierten, hatten ein über 60 Prozent geringeres Sterberisiko als Gleichaltrige, die dies nicht taten. Zu der geringeren Sterblichkeit kamen weitere Vorteile: »Glück, Zufriedenheit, Selbstachtung, Können und körperliche Gesundheit.«[6]

Wenn man die Daten der Wisconsin-Studie genauer untersucht, treten weitere Punkte zutage: Erstens ist es weniger effektiv, wenn man in mehreren Organisationen aktiv ist, als wenn man sich auf eine oder zwei beschränkt, und zweitens reichen für den gesundheitlichen Vorteil bereits 40 Stunden im Jahr.

Nur 40 Stunden! Das heißt, mit 45 Minuten Ehrenamt in der Woche erhöhen Sie Ihre Chancen auf ein gesundes Körpergewicht, senken das Depressionsrisiko und leben länger. Und die einzige Nebenwirkung ist eine bessere Welt für alle.

Wie setzt man diese Erkenntnis am besten um? Neben

traditionellen Ehrenämtern können Sie sich auch als Mentor betätigen und den sozialen Wandel vorantreiben. Scheinbar selbstverständliche Fähigkeiten wie Autofahren, Lesen und Heimwerken können einem anderen Menschen erheblich helfen. Wer in seinem Beruf sehr gut ist, kann anderen als Mentor auf die Sprünge helfen. Nehmen Sie jemanden unter Ihre Fittiche, der neu in der Branche ist. Und wenn Ihnen etwas an der Gesellschaft insgesamt nicht gefällt, können Sie sich für ein größeres Thema engagieren. Wählen Sie das, was Ihnen am wichtigsten ist, und schließen Sie sich mit Gleichgesinnten zusammen. Umweltprobleme, religiöse Anliegen oder koordinierte Bemühungen um politische Veränderungen sind Themen, bei denen man sich gut einbringen kann.

Der perfekte Tag für Gesunde

Auch im ausgeglichenen Zustand lohnt es sich, die eigene Gesundheit im Blick zu behalten. Nehmen Sie regelmäßig pflanzliche Mittel wie Reishi oder Indisches Basilikum zu sich, treiben Sie Sport und arbeiten Sie langfristig darauf hin, diese Welt zu einem besseren Ort zu machen.

Aufwachen
30 Minuten helles Licht innerhalb der ersten Stunde

Morgens
Proteinreiches Frühstück für die Nebennieren
Bewegung, so viel Sie mögen

Kleine Wachmacher
Womit können Sie sich in den »Flow« versetzen?
Reishi-Tee

Mittags
Ausgewogene Mahlzeit für die Nebennieren

Atempause
Womit können Sie Ihr Gemeinschaftsgefühl vertiefen?

Abends
Nebennierenfreundliches Abendessen mit gesunden Kohlenhydraten

Abendritual
Tagebuchschreiben: Wem können Sie morgen beistehen?
Basilikum-Tee

Erfülltes Leben statt Überleben

Es geht Ihnen gut – was also hält Sie noch zurück? Gegen stark verarbeitete Nahrung hilft zyklischer Kohlenhydratverzehr. Körperliche Stressfaktoren sind mit einem besseren zirkadianen Rhythmus leichter zu ertragen, und der Alltagsstress lässt sich mit mehr innerer Ruhe leichter bewältigen. Der größte Hemmschuh auf diesem Niveau ist unsere Neigung zur Passivität. Sorgen um das Gewicht oder die Gesundheit können ein starker Antrieb sein. Sobald die Lage sich verbessert, verlieren wir einen Teil dieser Motivation und fallen leicht erst gelegentlich, dann immer häufiger in schlechte Gewohnheiten zurück.

Das Beste gegen Passivität ist stärkeres Eingebundensein. Aus Studien wissen wir, dass alles, was man unternimmt, um andere zu unterstützen, auch uns selber hilft. Also sollten Sie Möglichkeiten finden, sich gemeinsam auf den Weg zu machen. Das kann auch helfen, wenn man sich in unterschiedlichen Lebensphasen befindet.

- Suchen Sie sich jemanden, mit dem Sie jeden Tag spazieren gehen.
- Bringen Sie gesunde Gerichte und Rezepte mit zur Arbeit.
- Ersetzen Sie die Gummibärchen der Kollegen heimlich durch eine Tüte Mandeln. (Das ist neuen Mitarbeitern bei mir bereits passiert.)

- Wenn jemand Sie fragt, wie Sie es geschafft haben abzunehmen, verraten Sie, was Ihnen besonders gut geholfen hat.

Sie wissen ja: Abnehmen ist nicht gleichbedeutend mit kalorienarmen Snacks und Sportgeräten. Es geht vielmehr darum, in den Flow zu kommen, Gemeinschaft zu erfahren und anderen zu helfen.

Ob wir es wollen oder nicht, unser Körper und unser Leben unterliegen ständiger Veränderung. Wenn Sie dies verstehen und die Veränderungen mit Ihren höheren Zielen abgleichen, ist alles möglich. Wer sich nicht aufgibt, hat beste Aussichten auf ein erfülltes, gesundes Leben.

10.

Ernährungsplan und Rezepte

Dieses Kapitel enthält Rezepte für Gerichte, die meine Familie und ich regelmäßig kochen. Dafür wählen wir beste Zutaten, die leicht zuzubereiten sind, vor allem aber hervorragend schmecken.

Sobald man die Grundzüge der »Schlank ohne Stress«-Diät verstanden hat, lassen sich auch die eigenen Lieblingsrezepte entsprechend angleichen. Paleo- oder Low-Carb-Freunde müssen nur die richtige Menge Reis oder Bohnen zur rechten Zeit ergänzen. Anderen Rezepten muss man vielleicht ein paar Kohlenhydrate entziehen und etwas mehr Protein hinzugeben, damit es passt.

Gut geplant ist halb gewonnen

Zeitmangel ist ein gern genannter Grund für falsche Ernährung. Aber ist Ihnen bewusst, dass Erwachsene heute durchschnittlich fünf Stunden am Tag mit Fernsehen und sozialen Medien beschäftigt sind? Wenn wir diesen Zeitvertreib nur um ein Drittel verkürzen, bleibt genügend Zeit, gesunde Mahlzeiten zuzubereiten. Ein weiteres Geheimnis: Mit geschickter Planung brauchen Sie zum Kochen weniger Zeit als für das Besorgen von Fastfood.

Die Kunst des Einkaufens

Teilen Sie Ihre Einkaufstouren in zwei Kategorien ein: Sie brauchen Grundnahrungsmittel und frische Lebensmittel. Grundnahrungsmittel kann man in größeren Mengen kaufen oder sogar online bestellen – das spart Zeit, Aufwand und Geld. Obst und Gemüse gibt es auf dem Wochenmarkt oder direkt beim Bauern. Vielleicht fahren Sie ja sowieso regelmäßig auf dem Heimweg am einen oder anderen Hof vorbei? Manche Biogärtnereien liefern auch Gemüsekisten nach Hause und nehmen sogar Bestelllisten an. Wir machen das seit Jahren, und meine Kinder laufen gern Freitagmorgen auf die Veranda, um die neue Lieferung für die nächste Woche zu inspizieren. Es gibt auch Lieferdienste, die gegen geringe Gebühr Einkäufe nach Hause liefern. Nach einer Weile wissen Sie, was Sie regelmäßig in welchen Mengen benötigen, und können Daueraufträge abgeben.

Haltbare Grundnahrungsmittel

Vollkorngetreide
Buchweizen
Carmargue-Reis
  (roter Reis)
Quinoa
Vollkornreis
Wildreis

Hülsenfrüchte,
  trocken oder in der
  Dose
Adzukibohnen
Augenbohnen
Cannellinibohnen
Erbsen
Kichererbsen
Limabohnen
Linsen
Pintobohnen
Rote Bohnen
Schwarze Bohnen
Weiße Bohnen

Öle zum Braten und
  Kochen
Kokosöl
Macadamiaöl
Olivenöl
Reiskeimöl

Nüsse, Samen, Kerne
  (roh, ungesalzen)
Chiasamen
Kürbiskerne
Leinsamen
Macadamia-Nüsse
Mandeln
Pistazien
Sesamsamen
Sonnenblumenkerne

Proteinquellen (salzarme
  Produkte ohne Öl und
  Aromen)
Austern aus der Dose
Hühnchen aus der Dose

Lachs aus der Dose
Muscheln aus der Dose
Sardinen aus der Dose
Proteinpulver (pflanzlich
 oder tierisch)

Gewürze
Fenchelsamen
Kapern
Knoblauch (frisch
 und Pulver)
Körnige Brühe (Bioprodukt)

Kreuzkümmel (Samen
 und Pulver)
Meersalz
Paprikaflocken, scharf
Pfeffer
Senf
Vanilleextrakt (Natur)

Süßungsmittel
Lo-Han (Mönchsfrucht)
Stevia
Xylitol

Frische Lebensmittel

Gemüse
Artischocken
Auberginen
Blumenkohl
Bok Choi
Brokkoli
Chinakohl
Fenchel
Frühlingszwiebeln

Gemüsepaprika, besonders
 gelb und rot
Grünes Blattgemüse
Grüne Bohnen
Grünkohl
Kartoffeln
Knoblauch
Kopfsalat (alle Sorten)
Kresse
Lauch

Mangold
Möhren
Pastinaken
Pilze
Rucola
Salatgurke
Schalotten
Sellerie
Spargel
Spinat
Süßkartoffeln
Tomaten
Weißkohl
Zucchini
Zwiebeln

Früchte
Äpfel
Bananen
Beeren aller Art
Feigen (frisch)
Granatapfel
Kirschen
Kiwis

Limetten
Zitronen

Fleisch und Geflügel
Büffel
Hase
Hirsch
Huhn
Pute
Reh
Rind (aus Weidehaltung)
Schwein

Fisch und Meeresfrüchte (Auswahl mit Rücksicht auf Quecksilber- und PCB-Belastung und nachhaltige Fischerei)
Alaska-Wildlachs
Austern
Barsch
Garnelen
Kammmuscheln
Kohlenfisch
Krebs

Miesmuscheln Seesaibling (Rotforelle)
Seeohren (»Abalone«) Wels

Küchenarbeit leicht gemacht

Vieles kann man vorgekocht kaufen. Wenn man viel um die Ohren hat, geht es bei den Mahlzeiten eher um die Zusammenstellung als ums Kochen selbst. Es gibt zum Beispiel praktisch in jedem Supermarkt gegartes Geflügel und geputztes Gemüse. Bohnen jedweder Art sind in Dosen erhältlich, im Idealfall sogar aus Bioanbau und sparsam gesalzen. Vollkornreis und Quinoa können Sie vorab kochen und portionsweise einfrieren. Besonders leicht geht das mit einem Reiskocher: Einen Teil trockenes Getreide und zwei Teile Wasser einfüllen und den Knopf drücken. Der Reis wird auf den Punkt dampfgegart und bleibt warm, bis man ihn essen möchte. Die meisten Geräte haben eine Zeitschaltuhr, so dass Reis oder Quinoa einen dampfend erwarten können, wenn man abends heimkommt.

Auch Obst und Gemüse kann man vorab vorbereiten oder verzehrfertig kaufen. Wählen Sie einen Tag in der Woche, an dem Sie Grundzutaten vorkochen und frisches Obst und Gemüse schnippeln. Mit geschickter Planung dauert das nur eine Stunde, und man ist für die ganze Woche gerüstet, ohne sich abzuhetzen.

Zum Kochen bevorzuge ich das altbewährte Gusseisen zum Braten und für Pfannengerichte und hochwertige Edelstahltöpfe mit Sandwichboden für Schmorgerichte. In gusseisernen Pfannen kann man zwar auch schmoren, aber Saucen, die Tomate oder Zitrone enthalten, können zusätzliches Eisen herauslösen. Aluminiumgeschirr und beschichtete Pfannen wiederum geben chemische Substanzen ab, die das Hormonsystem irritieren. Aus emailliertem Kochgeschirr kann im Einzelfall Blei ins Essen übergehen, und an rostfreiem Stahl und in Glasgeschirr bleiben Speisen leicht haften.

Ein Beispielplan

Die »Schlank ohne Stress«-Diät lässt sich also wirklich ganz einfach an das eigene Leben anpassen. Wer vor dem Kochen zurückscheut, kann sicher sein, dass alle aufgeführten Rezepte einfach und schnell zuzubereiten sind und sehr gut schmecken. Der nachfolgende Wochenplan ist nur ein Beispiel. Wenn Sie keine Lust haben, eine Woche lang jede einzelne Mahlzeit nachzukochen, macht das gar nichts. Solange Sie sich an die Grundregeln der zyklischen Kohlenhydratzufuhr halten, kann nichts schiefgehen. Besonders, wenn Sie stets die Jederzeit-und-Immer-Gemüseliste im Hinterkopf behalten.

Wochentag	Frühstück	Mittag	Abendessen
Montag	Kalifornische Frühstückssuppe	Chipotle-Salat	Rindfleischpfanne
Dienstag	Sauer-macht-lustig-Smoothie	Chickenwrap (mit Kurkuma)	Vollkornreis mit Gemüse
Mittwoch	Grüne-Wonne-Smoothie	Pilzmuffins	Möhrensuppe mit Huhn
Donnerstag	Kohlenhydratarmes Bircher-Müsli	Kartoffelsalat mit Fisch	Erbsensuppe mit Huhn
Freitag	Frühstücksparfait	Waldorfsalat mit Lachs	Putenauflauf
Samstag	Frühstückschili	Bohnensuppe mit Spinat und Shrimps	Lachs in Zitronengrastee
Sonntag	Vanille-Kirsch-Shake	Bohnensalat mit Shrimps	Kichererbsen-Currytopf

Trinken Sie sich schlank:
Gesunde Shakes als Grundbestandteil der Diät

Dass Proteinshakes die einfachste Möglichkeit sind, ein hochwertiges Frühstück zu sich zu nehmen, habe ich mit zwölf Jahren begriffen. Andere Optionen sind wirklich nicht so einfach. Morgens haben es die meisten Leute viel zu eilig, um sich für ein gutes Essen Zeit zu nehmen. Mütter machen oft allen etwas fertig und kommen dann selbst nicht mehr zum Essen. Mit Shakes ist ein gesundes Frühstück ohne lange Vorbereitung minutenschnell fertig, und der Abwasch hält sich auch in Grenzen.

Was gehört in den Shake?

Proteine

Mit allergenarmem Proteinpulver beugt man Unverträglichkeitsreaktionen vor. Achten Sie auf sauberes Tierprotein oder Erbsenprotein ohne Zusatzstoffe, Aromen oder Füllstoffe. Das Pulver soll 24 bis 35 Gramm Protein pro Portion liefern und keine Zuckerzusätze enthalten. Bitte informieren Sie sich über das erhältliche Angebot.

Ballaststoffe

Samen, Kerne und Ballaststoff-Ergänzungsmittel halten stundenlang satt und sind deshalb im Smoothie eine willkommene Ergänzung. Besonders empfehlenswert sind Leinsamen, Chiasamen und Hanfsamen. Sie liefern reichlich Ballaststoffe, Proteine und wichtige Spurenelemente und tragen auf ganz spezielle Weise zur Entgiftung bei. Weil alle besondere Vorzüge haben, lohnt es sich, verschiedene Samen im Haus zu haben und sie abwechselnd einzusetzen.

Eine weitere Option sind Ballaststoff-Ergänzungsmittel. Wenn man sich ansonsten abwechslungsreich ernährt und häufig Samen und Gemüse verzehrt, sind sie nicht zwingend erforderlich. Achten Sie im Zweifelsfall darauf, dass die Produkte sowohl lösliche als auch unlösliche Ballaststoffe enthalten und keine pflanzlichen Abführmittel, Aromen oder Farbstoffe in den Shake mogeln. Wenn Sie mehr Ballaststoffe zu sich nehmen, sollten Sie auch immer einen Viertelliter mehr Wasser trinken. Manche Menschen registrieren bei einer Erhöhung der Ballaststoffmenge in den ersten Tagen stärkere Blähungen. Das ist ein Zeichen, dass die Darmflora sich in die gewünschte Richtung entwickelt und legt sich mit der Zeit. In den ersten zwei Wochen reichen ein paar Teelöffel Samen und ein halber Teelöffel Fasern. Danach können Sie sich allmählich auf zwei Esslöffel Samen und eine ganze Portion der gewählten Ballaststoffe hocharbeiten.

Grünes Blattgemüse

Grünes Blattgemüse eignet sich perfekt zum Abnehmen, und man kann schon mit dem Morgenshake die erste Portion zu sich nehmen. Die meisten milderen Sorten schmeckt man überhaupt nicht durch. Allerdings muss man das Gemüse gründlich waschen und putzen, und es hält sich nicht lange. Diesen Nachteil können Sie mit Tiefkühlprodukten umgehen. Gefrorener Spinat ist überall erhältlich. Geben Sie eine halbe Tasse (125 ml) in den Mixer, bevor Sie die anderen Zutaten hinzufügen. Dann wird er gründlich zerkleinert. Gefrorener Grünkohl (ungewürzt) eignet sich genauso gut.

Andere geeignete Sorten umfassen roten und grünen Kopfsalat, Romanasalat, Mangold und Wirsingkohl. Viele Geschäfte bieten geputzten Salat in Tüten an; weniger Arbeit geht kaum noch. Bei manchen Sorten sollten Sie vorsichtig sein. Senfblätter, Rucola oder Rübenblätter schmeckt man unter Umständen stark durch und man sollte mit den Mengen vorsichtiger sein. Verwenden Sie solche Gemüsesorten lieber nur zur geschmacklichen Abrundung.

Flüssigkeit

Natürlich brauchen wir Flüssigkeit, um alles gründlich durchzuschlagen. Wasser ist gut geeignet, aber manche Leute bevorzugen eine milchige Konsistenz. Ich verwende sehr gern ungesüßte Leinsamenmilch – sie schmeckt gut, erzeugt keine Allergien, ist zuckerfrei und macht den Shake schön cremig. Gleichzeitig liefert sie nicht einmal halb so viele Kalorien wie Kuhmilch oder vergleichbare Milchersatzprodukte und enthält sogar die so schwer zu findenden Omega-3-Fette.

Wenn es bei Ihnen in der Nähe bisher keine Leinsamenmilch gibt, wäre ungesüßte Kokosmilch die nächstbeste Alternative. Wählen Sie am besten die Packungen, die bei den Backzutaten oder neben Soja- und Mandelmilch stehen, nicht die dickflüssige Kokosmilch aus der Dose und auch kein Kokoswasser. Auch ungesüßte Kokosmilch ist kalorienreich; deshalb sollte man maximal 125 bis 250 ml verwenden.

Beeren und andere Geschmackslieferanten

Bisher waren wir bei den Pflichtzutaten – Beeren sind die Kür. Runden Sie den Shake geschmacklich und nährstofftechnisch ab. Beeren liefern neben Aroma noch mehr Ballaststoffe und jede Menge Antioxidantien.

Woran erkennen Sie die gesündesten Früchtchen? Ganz einfach: Es sind die, die im Zweifelsfall die stärksten Flecken machen. Doch, das stimmt! Denn ausgerechnet die Pigmente, die Pflanzen ihre Farbe verleihen, sind besonders gesund für uns. Alle Beeren versorgen uns mit reichlich Geschmack bei wenig Zucker. Brombeeren, Himbeeren und Erdbeeren enthalten dabei nur halb so viel Fruktose wie Heidelbeeren.

Beeren sind Früchte von oberirdisch wachsenden Sträuchern. Sie werden vor dem Essen nicht geschält; deshalb lohnt es sich, nach Bioware Ausschau zu halten. In Bezug auf den Ballaststoffgehalt haben Brombeeren und Himbeeren die Nase vorn: 140 Gramm enthalten acht Gramm Ballaststoffe.

Fertigshakes

An manchen Tagen geht es um jede Minute. Und auch während einer Diät hilft es mitunter, eine zuverlässige Standardmenge zur Hand zu haben. Für solche Zwecke sind Fertigshakes durchaus sinnvoll.

Darauf sollten Sie achten

Gute Mischungen entsprechen den Erkenntnissen der »Schlank ohne Stress«-Diät. Sie beugen Insulinspitzen vor, legen den Grundstein für einen gesunden Cortisolrhythmus und ermuntern den Körper, lieber die eigenen Fettreserven zu verbrauchen, als neues Fett anzulegen. Solche Präparate enthalten weder Zucker noch Koffein, Natriumglutamat oder andere Inhaltsstoffe, die den Cortisolspiegel verändern können. Eine Portion sollte 24 bis 35 Gramm vollständiges Protein liefern, im Idealfall aus nicht reaktiven (ungiftigen) Proteinquellen. Zu meinen Lieblingsprodukten zählt das neuartige Hydrobeef. Dabei handelt es sich um pulverisiertes, sauberes und mageres tierisches Protein mit neutralem Geschmack, fettfrei, frei von Verunreinigungen und gut zu verarbeiten. Auch rein pflanzliche Bohnenproteine sind eine gute Lösung. Bei den Ballaststoffen kommt es auf eine Mischung von löslichen, unlöslichen und resistenten Ballaststoffen an. Folsäure sollte dem Produkt nicht zugesetzt sein, weil viele Menschen darauf empfindlich reagieren.

Shakes herstellen

Zur Herstellung benötigen Sie einen Standmixer. Wer richtig harte Zutaten wie Möhren oder Grünkohlstängel verarbeiten möchte, benötigt ein robusteres Gerät. Für das Basisrezept reicht jedoch auch eine Standardausführung.

Entsafter sind für Shakes ungeeignet. Sie erzeugen zwar frischen Saft, entziehen den Zutaten aber Fasern und viele Mineralien. Außerdem wird der Saft im Körper eher wie Zucker verarbeitet, was wiederum das Gleichgewicht zwischen Insulin und Cortisol irritiert. Obendrein dauert die Reinigung und das erneute Zusammensetzen eines Entsafters bis zu einer Viertelstunde.

Sobald Sie wissen, was Sie verarbeiten möchten, geben Sie alle Zutaten in den Mixbehälter und stellen Ihr Gerät auf höchste Stufe. Normalerweise ist die gewünschte Konsistenz nach spätestens einer Minute hergestellt.

Zum Reinigen des Mixers empfiehlt sich ein einfacher Trick: Nachdem Sie Ihren Smoothie entnommen haben, füllen Sie den Mixer zur Hälfte mit heißem Wasser und geben etwas Spülmittel und eine kräftige Prise Salz hinzu. Auf mittlerer Stufe mixen, mehrmals mit klarem Wasser ausschwenken, und schon ist der Mixbecher tadellos sauber und wartet auf den nächsten Einsatz.

Frühstücksideen und Säfte

Shakes

Sie haben keine Lust mehr auf die Basisrezepte aus Kapitel 4? Dann stöbern Sie bitte in den folgenden Frühstücksideen. Immer wieder werden dabei unreife Bananen empfohlen – darunter verstehen wir Bananen, die noch grüne Stellen auf der Schale und keinerlei braune Flecken haben. In diesem Stadium wirken sich Bananen ganz anders auf das Cortisol aus als im vollreifen Zustand. Damit die Bananen nicht weiter ausreifen, kann man sie vorab schälen und einfrieren.

Schoko-Mandel-Shake

Sie haben bisher keine Kakaosplitter eingesetzt? Dann wird es endlich Zeit. Wer seinen Shake lieber leicht stückig mag, gibt die Splitter erst ganz am Schluss hinzu.

2 Portionen
Zubereitung: 2 Minuten

2 Portionen tierisches oder pflanzliches Proteinpulver
250 ml ungesüßte Kokosmilch (dünnflüssig)
2 EL Mandelmus (bio)
1 EL Kakaosplitter (bio)
4 EL Instanthaferflocken
Stevia nach Wunsch

Alle Zutaten in den Mixer geben und zwei Minuten aufschlagen. Auf Wunsch etwas Wasser hinzugeben, bis die gewünschte Konsistenz erreicht ist. Gleich servieren.

Anpassung für Veganer: nicht erforderlich

Grüntee-Smoothie Tropical

Grüntee ist reich an Katechinen, die freie Radikale abbauen und den Stoffwechsel ankurbeln. Für die japanische Teezeremonie wird Matcha-Pulver eingesetzt. Wer auf Koffein empfindlich reagiert, kann stattdessen 250 ml entkoffeinierten Grüntee einsetzen. Ich gebe dafür am Vorabend einen Beutel Grüntee in eine Tasse Wasser und stelle die Tasse über Nacht in den Kühlschrank. Morgens ist der Tee dann einsatzfähig.

2 Portionen
Zubereitung: 2 Minuten

2 Portionen tierisches oder pflanzliches Proteinpulver
250 ml ungesüßte Kokosmilch (dünnflüssig)
1 TL Matcha-Grüntee, pulverisiert
½ unreife Banane, mittelgroß
1 EL gemahlene Leinsamen
1 Handvoll Tiefkühlspinat
Stevia nach Wunsch

Alle Zutaten in den Mixer geben und zwei Minuten aufschlagen. Auf Wunsch etwas Wasser hinzugeben, bis die gewünschte Konsistenz erreicht ist. Gleich servieren.

Anpassung für Veganer: nicht erforderlich

Vanille-Kirsch-Shake

Kirschen sind besonders gut für alle, die zu Gicht oder Arthritis neigen, und sie senken das oxidierte Cholesterin. Richtig bewährt haben sich dafür tiefgekühlte schwarze Süßkirschen. Tischen Sie abends ruhig gelegentlich eine Handvoll frische Kirschen als Kohlenhydratbeilage auf. Sie sind ein Hochgenuss.

2 Portionen
Zubereitung: 2 Minuten

2 Portionen tierisches oder pflanzliches Proteinpulver
250 ml ungesüßte Kokosmilch (dünnflüssig)
40 g entsteinte Kirschen, tiefgefroren oder frisch
1 TL reiner Vanilleextrakt
4 EL Instanthaferflocken
Stevia nach Wunsch

Alle Zutaten in den Mixer geben und zwei Minuten aufschlagen. Auf Wunsch etwas Wasser hinzugeben, bis die gewünschte Konsistenz erreicht ist. Gleich servieren.

Anpassung für Veganer: nicht erforderlich

Grüne-Wonne-Smoothie

Avocado passt hervorragend zu Shakes und Smoothies. Hier ist eine nebennierenfreundliche Version für den beliebten Tomaten-Cocktail.

2 Portionen
Zubereitung: 2 Minuten

2 Portionen tierisches oder pflanzliches Proteinpulver
250 ml kaltes Wasser
1 reife Avocado, mittelgroß, nur das Fruchtfleisch
2 Pflaumentomaten (Romatomaten)
2 Handvoll frischer oder tiefgekühlter Spinat
½ unreife Banane, mittelgroß

Alle Zutaten in den Mixer geben und zwei Minuten aufschlagen. Auf Wunsch etwas Wasser hinzugeben, bis die gewünschte Konsistenz erreicht ist. Gleich servieren.

Anpassung für Veganer: nicht erforderlich

Sauer-macht-lustig-Smoothie

Diesen Smoothie machen wir aus den Zitronen aus unserem Garten. Der säuerliche Geschmack bringt morgens die Verdauung in Schwung.

2 Portionen
Zubereitung: 2 Minuten

2 Portionen tierisches oder pflanzliches Proteinpulver
250 ml ungesüßte Kokosmilch (dünnflüssig)
Saft von 1 Zitrone oder 2 Limetten
1 unreife Banane, mittelgroß
2 EL Chiasamen
Stevia nach Wunsch

Alle Zutaten in den Mixer geben und zwei Minuten aufschlagen. Bei Bedarf etwas Wasser hinzugeben. Gleich servieren.

Anpassung für Veganer: nicht erforderlich

Frühstücksparfait

Manchmal muss es morgens schnell gehen, man möchte aber etwas Festeres im Bauch haben als einen Shake. Dann eignet sich dieses Parfait, das man am besten schon am Vorabend zubereitet und dann kalt stellt.

2 Portionen
Zubereitung: 3 Minuten

500 ml ungesüßte Kokosmilch (dünnflüssig)
2 Portionen tierisches oder pflanzliches Proteinpulver
8 EL Haferkleie
8 EL Leinsamen
1 unreife Banane, gewürfelt
⅛ TL Mandelextrakt
Flüssige Stevia oder Xylitolpulver nach Wunsch

Alle Zutaten bis auf Mandelextrakt und Süßungsmittel in einer Schüssel gründlich durchmixen. Zum Schluss den Mandelextrakt und eventuell Süßungsmittel hinzufügen. Gleich servieren oder bis zu 24 Stunden kalt stellen.

Anpassung für Veganer: nicht erforderlich

Kalifornische Frühstückssuppe

Diese Suppe ist in meiner Familie überaus beliebt. Kochen Sie gleich eine größere Portion; im Kühlschrank hält sich die Suppe mehrere Tage. Zudem schmecken Suppen grundsätzlich besser, wenn die einzelnen Aromen sich über längere Zeit miteinander verbinden konnten. Wenn es morgens schnell gehen muss, reicht die Suppe als Frühstück oder ergänzt einen Smoothie. Man kann beliebige Gemüsereste hinzufügen oder für eine Hauptmahlzeit später am Tag Quinoa oder Reis ergänzen.

4 Portionen
Zubereitung: 3 Minuten
Garzeit: 2 Minuten

2 reife Avocados, mittelgroß, nur das Fruchtfleisch
1 Liter Hühner- oder Gemüsebrühe (bio)
½ TL Kurkuma, gemahlen
2 Hühnerbrüste, gegart und gewürfelt
½ TL Ingwer, gemahlen

Alle Zutaten in den Mixer geben und zwei Minuten aufschlagen. Bei Bedarf etwas Wasser hinzugeben, bis die gewünschte Konsistenz erreicht ist. Gleich servieren.

Anpassung für Veganer: Gemüsebrühe verwenden und das Huhn durch eine Packung Tempeh oder 160 Gramm gegarte weiße Bohnen ersetzen.

Chiapudding

Eine Leckerei, die wirklich jeden überzeugt. Der Pudding schmeckt am besten, wenn er am Vorabend zubereitet wird, so dass sich die Geschmacksnoten über Nacht im Kühlschrank verbinden können. Außerdem öffnen sich die Chiasamen erst, wenn sie mehrere Stunden gezogen haben.

4 Portionen
Zubereitung: 3 Minuten (und über Nacht)

500 ml ungesüßte Kokosmilch (dünnflüssig)
1 knapp reife Banane, gewürfelt
4 EL ungesüßtes Kakaopulver (im Stadium **Ausgelaugt** oder bei Koffeinempfindlichkeit lieber Carob verwenden)
1 Portion Proteinpulver, Vanille-Geschmack
8 EL Chiasamen
8 EL Sonnenblumenkerne
1 TL reiner Vanilleextrakt
Flüssige Stevia oder Xylitol-Pulver nach Wunsch

Alle Zutaten in einer Rührschüssel durchmixen. Auf Wunsch mit Stevia oder Xylitol süßen. Zugedeckt über Nacht in den Kühlschrank stellen und morgens kalt servieren.

Anpassung für Veganer: nicht erforderlich

Frühstückschili

Chili con Carne zum Frühstück? Ihr Stoffwechsel wird es Ihnen danken! Dank der Gewürze, resistenter Ballaststoffe, Gemüse und hochwertigem Protein liefert dieses Chili unglaublich viel Energie für den Tag. Ich koche gern sonntags eine große Portion vor und habe dann unter der Woche immer ein Frühstück parat.

4 Portionen
Zubereitung: 3 Minuten
Garzeit: 13 Minuten

450 g sehr mageres Rinder- oder Putenhack
2 TL Macadamia- oder Reiskleieöl
250 ml milde Salsa oder Salsa verde
   (salzarm und zuckerfrei!)
1 EL Chilipulver
160 g schwarze Bohnen aus der Dose, abgebraust
4 Handvoll Rucola oder anderer Blattsalat
Gemüse nach Wahl: Zwiebeln, Pilze, Weißkohl,
   Sellerie oder grüne Chilis
Garnierung nach Wahl: Zwiebelwürfel, Koriander,
   Petersilie, Limettenschnitze

Das Fleisch in einem großen Topf auf mittlerer Stufe drei Minuten in dem Öl anbraten. Salsa, Chilipulver, Bohnen und Grünzeug hinzugeben und etwa fünf Minuten sanft erhitzen, bis die Blätter zusammenfallen. Das Gemüse hinzugeben und in weiteren fünf Minuten bissfest garen. Nach Belieben mit Zwiebelwürfeln und Kräutern garnieren. Mit Limettenschnitzen anrichten.

Anpassung für Veganer: das Fleisch weglassen und einen Proteinshake zum Chili trinken.

Kohlenhydratarmes Bircher-Müsli

Maximilian Bircher-Benner war ein Schweizer Arzt, der dieses Frühstück zu Beginn des 20. Jahrhunderts für die Patienten seiner Klinik entwickelte. Angeregt hatte ihn dazu eine Mischung, die er und seine Frau beim Wandern in den Alpen gern mitführten. Für die kohlenhydratarme Variante verwenden wir Vollkornhaferflocken, die ungekocht genügend resistente Stärke enthalten, um die Insulinproduktion nicht signifikant zu erhöhen.

4 Portionen
Zubereitung: 3 Minuten

45 g glutenfreie Vollkornhaferflocken (bio)
100 g Kokosraspeln, ungesüßt
80 g gefriergetrocknete oder tiefgekühlte
   Heidelbeeren
1 TL reiner Vanilleextrakt
Flüssige Stevia nach Wunsch

Die Haferflocken mit den Kokosraspeln und den Blaubeeren mischen. Mit Vanille und Stevia abschmecken. Dazu viel trinken.

Variation: mit 250 ml Leinsamenmilch oder 125 ml ungesüßter Kokosmilch servieren.

Säfte

Gemüse und Obst sind immer gut als Snack, aber die Zubereitung ist unter Umständen zu zeitaufwändig. In solchen Fällen sind Säfte genau das Richtige. So haben Sie binnen Minuten einen feinen, gesunden Snack, den Sie obendrein sofort mit einem Ihrer Lieben teilen können. Oder Sie trinken später noch die zweite Hälfte.

Zur Saftherstellung benötigen Sie einen Mixer oder einen Entsafter. Beide Geräte erleichtern die schnelle Herstellung in der gewünschten Menge. Entsafter ergeben einen schön gleichmäßigen Saft. Mixer erzeugen faserreichere Smoothies und sind leichter zu reinigen. Bleiben Sie bei dem Gerät, das Ihnen am liebsten ist, oder greifen Sie bei einer Neuanschaffung zu einem bewährten, beliebten Markenprodukt.

Wenn Sie einen Mixer verwenden, müssen Sie jeweils einen Viertelliter Wasser und einen Viertelliter Eiswürfel hinzufügen. Die Wassermenge lässt sich bei Bedarf natürlich erhöhen. Beim Entsafter sollten Sie anschließend das ausgepresste Fruchtfleisch unterrühren oder (bei Gemüse) in eine Suppe geben.

Viele Saftzutaten kann man geputzt und vorgeschnitten fix und fertig kaufen. In diesem Fall dauert die Herstellung im Mixer lediglich zwei Minuten. Wenn ein Rezept Zutaten enthält, die Ihnen neu sind, sollten Sie sich ruhig danach umsehen.

Was Sie nicht mögen oder nicht auftreiben können, dürfen Sie natürlich weglassen. Achten Sie auch auf passende Smoothie-Angebote im Handel; sie stehen normalerweise in der Nähe der Obst- und Gemüseabteilung im Kühlregal.

Saftzutaten und ihre Wirkung auf den Körper

Avocado	reich an Ballaststoffen, essentiellen Fetten, Magnesium und Vitamin B_5 (was die Nebennierenfunktion reguliert)
Banane (unreif)	reich an resistenten Ballaststoffen zügeln den Appetit, stabilisieren den Blutzucker und unterstützen das Abnehmen
Basilikum	Drosselung der Cortisolproduktion, verbessert die Immunfunktion, tötet Viren
Brokkolisprossen	bestes bekanntes Lebensmittel zur Entgiftung, enthält Sulfurophane, die vor Krebs schützen
Cayennepfeffer	stärkt das Immunsystem, verbessert den Stoffwechsel, unterstützt die Durchblutung, senkt die Entzündungsbereitschaft
Chiasamen	Unterstützung der Nebennierenfunktion durch hohen Gehalt an Omega-3-Fetten; viele Ballaststoffe und Kalzium

Granatapfel	reich an Anthocyanen; beschleunigt die Cortisolausscheidung; entzündungshemmend
Grapefruit	reich an Enzymen, die den Cortisolabbau verlangsamen und Insulinresistenz vorbeugen
Grüne Äpfel	hoher Phenolgehalt, der die Entgiftung unterstützt; viele Ballaststoffe
Grüner Tee	hoher Katechingehalt, der den Stoffwechsel ankurbelt und Energie und Gewichtsabbau unterstützt
Grünkohl	laut amerikanischer Gesundheitsbehörde die beste Quelle für Antioxidantien; reich an Chlorophyll
Hanf	hoher Omega-3-Gehalt; hoher Gehalt an Gamma-Linolensäure, die auf natürliche Weise entspannt
Ingwer	fördert die Verdauung, senkt die Entzündungsbereitschaft, verbessert die Immunfunktion
Kakao	viel Magnesium, kann den Cortisolspiegel senken, viele Antioxidantien
Kamille	sanft beruhigend, entspannt die Muskeln, begünstigt einen festen Schlaf

Ernährungsplan und Rezepte

Kokosnuss	stärkt die Psyche, verbessert die Gewebereparatur, verbessert den Cortisolstoffwechsel
Koriander (frisch)	beugt im Verdauungstrakt der Aufnahme von Toxinen vor; gute Chlorophyllquelle
Kurkuma	weniger Schäden durch freie Radikale, entzündungshemmend, bessere Leberfunktion, virushemmend
Löwenzahnblätter	entwässernd, beschleunigen den Abbau von Fettsäuren durch die Leber
Macawurzel	unbedenkliches Energietonikum
Minze	fördert die Verdauung; hilft bei Gedächtnisproblemen; leicht beruhigend
Möhren	reich an Phenolen, die zur Entgiftung beitragen, regulieren zirkadiane Rhythmen, verbesserte Heilung von Haut und Bindegewebe
Orange	reich an Vitamin C und damit cortisolsenkend
Petersilie	hoher Vitamin-K-Gehalt, der Knochenwachstum und Nebennierenfunktion unterstützt; schützt vor Krebs
Rote Bete	senkt unmittelbar das Cortisol, unterstützt über Betain die Entgiftung, lässt Blutgefäße heilen

Säfte

Rotkohl	enthält Anthocyanine und Dithiolethione, die an der Regulierung der Ausscheidung von Stresshormonen beteiligt sind
Salatgurke	entzündungshemmend; reich an Molybdän, das die Regulierung der Hypophyse durch die Nebennieren verbessert
Spinat	höchste Nährstoffdichte pro Kalorie; reich an Magnesium, das die Nebennierentätigkeit reguliert
Spirulina	gute Quelle für Vitamin B, Chlorophyll, Antioxidantien und Ballaststoffe
Stauden-sellerie	schnellere Cortisolausscheidung, blutdrucksenkend, reich an Phthaliden, die zur Muskelentspannung beitragen
Tomaten	enthalten viel antioxidatives Lycopen, das den Zuckerstoffwechsel verbessert und das Abnehmen unterstützt
Zitrone	hoher Vitamin-C-Gehalt, der die Nebennierenfunktion stärkt; natürliches Antibiotikum; entzündungshemmend

Saftrezepte

Jedes Saftrezept ergibt zwei Portionen zu je einem Viertelliter. Die Zubereitung erfolgt immer gleich:

1. Alle Zutaten in einen leistungsfähigen Standmixer geben und je 250 ml Wasser und 250 ml Eiswürfel hinzufügen.
2. Mindestens zwei Minuten aufschlagen. Sofort trinken.

Saft für Ausgewogene

2 Rote-Bete-Knollen, mittelgroß, geschält, geviertelt
1 Handvoll junge Möhren oder 2 bis 3 größere Möhren, grob gewürfelt
3 Stangen Sellerie, grob gewürfelt
1 cm frischer Ingwer, geschält, oder ¼ TL gemahlener Ingwer
2 Handvoll Tiefkühlspinat, gehackt, oder 4 Handvoll frischer Spinat

Saft für Gestresste

2 Rote-Bete-Knollen, mittelgroß, geschält, geviertelt
3 Stangen Sellerie, grob gewürfelt
1 cm frischer Ingwer, geschält, oder ¼ TL gemahlener Ingwer
1 Handvoll Tiefkühlgrünkohl, gehackt, oder 500 ml frische Grünkohlblätter

1 Orange, mittelgroß, geschält, entkernt, geviertelt
8 EL Granatapfelkerne oder 4 EL Granatapfelsaft

Saft für Überlastete

2 oder 3 frische Basilikumblätter oder ½ TL getrocknetes Basilikum
1 Handvoll junge Möhren oder 2 bis 3 größere Möhren, grob gewürfelt
2 EL Chiasamen
1 große Salatgurke, geschält und in Stücken
2 Handvoll Tiefkühlspinat, gehackt, oder 500 ml frischer Spinat

Saft für Ausgelaugte

½ Avocado, mittelgroß, nur das Fruchtfleisch
1 Banane, noch etwas unreif
½ Grapefruit, geschält und geviertelt
1 EL Macawurzelpulver
½ Bund frische Petersilie, Stängel abgeschnitten
200 g Rotkohl, gehackt
1 cm frische Kurkumawurzel oder ¼ TL gemahlener Kurkuma

Noch mehr heilsame Säfte

Ergänzend zu den Rezepten für die gezielte Unterstützung der Nebennieren lassen sich auch andere gesundheitliche Ziele über Säfte anpeilen. Außerdem sind sie eine angenehme Abwechslung.

Jedes Saftrezept ergibt zwei Portionen zu je einem Viertelliter. Die Zubereitung erfolgt immer gleich:

1. Alle Zutaten in einen leistungsfähigen Standmixer geben und je 250 ml Wasser und 250 ml Eiswürfel hinzufügen.
2. Mindestens zwei Minuten aufschlagen. Sofort trinken.

Detox auf die sanfte Tour

2 Rote-Bete-Knollen, mittelgroß, geschält, geviertelt
1 Handvoll Brokkolisprossen
1 Handvoll frischer Koriander, ohne Stängel
1 grüner Apfel, mittelgroß, entkernt und geviertelt
2 Handvoll Tiefkühlgrünkohl, gehackt, oder 500 ml frische Grünkohlblätter
1 cm frische Kurkumawurzel oder ¼ TL gemahlener Kurkuma

Saft für einen frischen Teint

½ Avocado, mittelgroß, nur das Fruchtfleisch
1 Handvoll junge Möhren oder 2 bis 3 größere Möhren, grob gewürfelt
3 Stangen Sellerie, grob gewürfelt
1 Handvoll frische Kokosraspeln
1 große Gurke, geschält und grob gewürfelt
4 bis 6 frische Pfefferminzblätter oder ½ TL getrocknete Pfefferminze

Saft für das Immunsystem

4 bis 6 frische Basilikumblätter oder ½ TL getrocknetes Basilikum
320 g Heidelbeeren, frisch oder gefroren
1 Handvoll junge Möhren oder 2 bis 3 größere Möhren, grob gewürfelt
4 EL Gojibeeren, getrocknet
¼ Zitrone, entkernt und in Schnitzen

Trink-dich-schlank-Saft

1 Prise Cayennepfeffer
1 Gurke, geschält und grob gewürfelt
2 Handvoll frische Löwenzahnblätter
1 cm frischer Ingwer oder ¼ TL gemahlener Ingwer
½ Grapefruit, geschält und geviertelt
1 grüner Apfel, mittelgroß, entkernt und geviertelt
2 Pflaumentomaten (Romana)

Energy-Saft

1 Banane, noch etwas unreif, geschält
1 EL Kakaopulver oder -splitter
1 Handvoll frische Kokosraspeln
250 ml Grüntee
1 EL Macawurzelpulver
2 Handvoll gehackter gefrorener Spinat oder 500 ml frischer Spinat
½ TL Spirulina

Beruhigungssaft

2 Rote-Bete-Knollen, mittelgroß, geschält, geviertelt
3 Stangen Sellerie, grob gewürfelt
2 EL Hanfsamen
4 frische Pfefferminzblätter oder ½ TL getrocknete Minze
8 EL Granatapfelkerne oder 4 EL Granatapfelsaft

Mittagsrezepte

Kartoffelsalat mit Fisch

Seit Kohlenhydrate in Verruf geraten sind, werden auch Kartoffeln mit Misstrauen betrachtet. Kartoffeln kann man tatsächlich extrem ungesund zubereiten (Kartoffelchips), aber auch äußerst bekömmlich (abgekühlte, gekochte Kartoffeln). Kartoffeln enthalten resistente Stärke, die bei hohen Temperaturen, also beim Backen oder Frittieren, zerfällt. Kochen hingegen erhält einen Großteil der Stärke, und wenn man die gekochten Kartoffeln anschließend kalt stellt, entsteht im Zuge der »retrograden resistenten Stärkebildung« noch mehr Stärke. Bei grünen Bohnen geschieht dies übrigens in ähnlicher Form.

4 Portionen
Zubereitung: 5 Minuten
Garzeit: 10 Minuten (plus 20 Minuten am Vorabend)

1 TL Macadamiaöl
450 g Kabeljaufilet, Wildfang
450 g Frühkartoffeln, am Vorabend 20 Minuten gekocht, dann über Nacht kalt gestellt
450 g grüne Bohnen, am Vorabend zehn Minuten gekocht, dann über Nacht kalt gestellt

4 EL rote Zwiebel, gewürfelt
1 EL vegane, sojafreie Mayonnaise

Das Öl in einer großen Pfanne auf mittlerer bis hoher Stufe erhitzen. Den Fisch von beiden Seiten drei bis fünf Minuten anbraten, bis er flockig wird. Etwas abkühlen lassen, dann in Stücke schneiden. Die Kartoffeln würfeln, die Bohnen klein schneiden und mit den Zwiebelwürfeln in einer großen Schüssel wenden. Den gewürfelten Fisch und die Mayonnaise hinzugeben und vorsichtig unterheben. Sofort verzehren oder zugedeckt noch etwas im Kühlschrank ziehen lassen.

Anpassung für Veganer: nicht möglich

Marinierter Lachs mit Spargel

In dieser Form ist die Teriyaki-Zubereitung auch ohne den üblichen Zucker sehr schmackhaft.

4 Portionen
Zubereitung: 5 Minuten plus 30 Minuten Marinierzeit
Garzeit: 10 Minuten

450 g Wildlachsfilet aus dem Atlantik
2 EL Mirin
1 TL geröstetes Sesamöl
4 EL Tamarisauce oder weizenfreie Sojasauce
450 g grüner Spargel, geschält, in fingerlangen Stücken

Den Lachs in vier Portionen aufteilen. In einer großen Schüssel aus Mirin, Sesamöl und Sojasauce die Marinade anrühren. Den Lachs und die Spargelstücke einlegen und mindestens 30 Minuten oder maximal über Nacht kalt stellen.

Den Backofengrill vorheizen. Den Lachs und den Spargel auf ein Backblech legen und von beiden Seiten vier Minuten grillen, bis der Spargel weich wird und der Lachs in Flocken zu zerfallen beginnt. Warm verzehren.

Zum Mitnehmen mit acht Esslöffeln gedämpftem Vollkornreis abpacken und bis zum Verzehr kalt stellen. Den Rest für die Familie oder spätere Mahlzeiten im Kühlschrank aufheben.

Anpassung für Veganer: nicht möglich

Chickenwrap mit Kurkuma

Kurkuma ist eine faszinierende Pflanze. Zum Kochen wird das Rhizom verwendet, der dicke Teil der Wurzel, der beispielsweise in asiatischen Supermärkten erhältlich ist. Das Aussehen erinnert an frischen Ingwer, doch beim Anschneiden ist die Farbe orange wie bei einer Möhre. Natürlich gibt es Kurkuma auch als Gewürzpulver zu kaufen.

2 Portionen
Zubereitung: 3 Minuten und einige Stunden
  zum Ziehenlassen

450 g Hühnerfleisch, gegart
2 EL sojafreie, vegane Mayonnaise
1 TL gemahlener Kurkuma oder 1 EL frisch geriebene
  Kurkumawurzel
1 Prise schwarzer Pfeffer, frisch gemahlen
1 TL Limettensaft
160 g Cannellini-Bohnen aus der Dose, abgespült
8 große, feste Salatblätter

Alle Zutaten bis auf den Salat in eine große Schüssel geben und gründlich vermengen. Mehrere Stunden oder über Nacht kalt stellen. Gleichmäßig auf den Blättern verteilen, zu Wraps aufrollen und frisch verzehren.

Anpassung für Veganer: statt des Hühnerfleischs einen Messlöffel pflanzliches Protein zugeben und die Bohnenmenge verdoppeln.

Bohnensalat mit Shrimps

Shrimps sind ein ausgezeichneter Proteinlieferant. Achten Sie auf die Herkunft aus nachhaltigem Fischfang oder Farmen an sauberen Gewässern.

2 Portionen
Zubereitung: Minuten plus Zeit im Kühlschrank

1 Liter frischer Blattsalat, gewaschen und gerupft
240 Gramm gegarte Shrimps, entdarmt und geschält
1 Stängel frischer Koriander, gehackt
160 g weiße Bohnen aus der Dose, abgespült
1 rote Paprika, gewürfelt
4 EL rote Zwiebel, gewürfelt
1 große Stange Sellerie, gewürfelt
1 EL Olivenöl, extra vergine
3 EL Rotweinessig
1 TL Kurkuma, gemahlen

Alle Zutaten in einer großen Salatschüssel vorsichtig vermengen. Zugedeckt bis zum Verzehr kalt stellen.

Anpassung für Veganer: die Shrimps weglassen und die Bohnenmenge verdoppeln.

Waldorfsalat mit Lachs

Waldorfsalat kombiniert eigentlich Äpfel, Walnüsse und Sellerie. Diese Version ist schnell fertig und ergibt eine komplette Mahlzeit, insbesondere zum Mittagessen. Die Menge reicht für zwei Personen. Natürlich können Sie auch alles alleine essen – die zweite Hälfte schmeckt auch am Tag darauf noch gut. Bitte geben Sie das Dressing aber immer erst kurz vor dem Verzehr dazu.

2 Portionen
Zubereitung: 10 Minuten

SALAT
1,5 Liter frischer Blattsalat, gewaschen und gerupft
180 g Wildlachs aus der Dose, in Wasser, abgetropft
1 Granny-Smith-Apfel, entkernt und gewürfelt
6 Walnusshälften, 2 Selleriestangen, gewürfelt
80 g Kichererbsen aus der Dose, abgespült

DRESSING
2 EL sojafreie, vegane Mayonnaise
2 TL Estragon, getrocknet

Alle Salatzutaten in eine große Schüssel geben. Die Zutaten für das Dressing separat anrühren und über den Salat gießen. Gründlich durchmengen und gleich servieren oder bis zum Verzehr kalt stellen.

Anpassung für Veganer: den Lachs weglassen und insgesamt 240 g Kichererbsen verwenden.

Chipotle-Salat

Chipotles sind geräucherte Jalapeño-Chilis mit einem unvergleichlichen Aroma. Es gibt sie aus der Dose oder als Pulver. Keine Angst vor der Schärfe – in kleinen Mengen verleiht das Gewürz in erster Linie Aroma. Diesen Salat kann man gut für mehrere Tage zubereiten. Nur das Dressing wird erst unmittelbar vor dem Essen hinzugefügt.

4 Portionen
Zubereitung: 5 Minuten, vor dem Verzehr möglichst 30 Minuten kalt stellen

SALAT
2 Liter frischer, gerupfter Salat, Spinat oder Weißkohlraspeln
1 gegarte Hühnerbrust (beide Hälften), gewürfelt
1 bis 2 rote Zwiebeln in feinen Ringen (1 Handvoll)
360 g Brokkoliröschen
125 g Kirschtomaten
320 g schwarze Bohnen aus der Dose, abgespült

DRESSING
125 ml Kokosmilch, ungesüßt
1 reife Avocado, mittelgroß, nur das Fruchtfleisch
125 ml Zitronensaft, frisch gepresst
1 Knoblauchzehe, zerdrückt
¼ bis ½ TL Chipotle-Gewürz (oder ein paar Spritzer Chilisauce)

Ernährungsplan und Rezepte

Alle Salatzutaten in eine Schüssel geben. Das Dressing in einer separaten Schüssel anrühren, über den Salat gießen und gründlich vermengen. Vor dem Essen möglichst 30 Minuten zugedeckt kalt stellen.

Anpassung für Veganer: das Huhn weglassen

Pilzmuffins

Ein appetitliches, abwaschsparendes Gericht mit vielen Ballaststoffen, hochwertigen Proteinen und einer Menge Antioxidantien. Bei zwei Formen können Sie auch gleich die doppelte Menge Teig anrühren und backen. Muffins eignen sich optimal zum Mitnehmen.

Für 12 Muffins; 1 Portion = 2 bis 3 Muffins
Zubereitung: 10 Minuten
Backzeit: 25 Minuten

4 TL Macadamia- oder Reiskleieöl
4 Handvoll kleine Champignons, in Scheiben
1 rote Paprika, gewürfelt
1 kleine rote Zwiebel, gewürfelt
2 Knoblauchzehen, fein gewürfelt
½ TL Meersalz
½ TL schwarzer Pfeffer, frisch gemahlen
½ TL Chilipulver
½ TL Kurkuma, gemahlen
250 ml grüne Linsen aus der Dose oder gekocht, abgespült
2 Handvoll gegarte Hähnchenbrust, gewürfelt
8 EL Kichererbsenmehl

Den Backofen auf 175°C vorheizen. Einen Teelöffel Öl in eine Pfanne geben und die Pilze, die Paprika und die Zwiebelwürfel auf kleiner Stufe in circa drei Minuten weich braten. Den Knoblauch und die anderen Gewürze hinzugeben und unterziehen. Die Linsen und das Huhn hinzufügen und alles gut vermengen. Das Mehl unterheben, aber nicht zu gründlich verrühren.

Die Mulden einer Muffinform mit dem restlichen Öl auspinseln und die Mischung bis knapp unter den Rand hineinfüllen. 20 bis 25 Minuten backen, bis die Muffins fest sind. Warm essen oder kalt stellen und unmittelbar vor dem Verzehr aufwärmen.

Anpassung für Veganer: das Huhn weglassen und stattdessen einen Messlöffel geschmacksneutrales, pflanzliches Proteinpulver hinzufügen. Vor dem Backen gründlich untermischen.

Bohnensuppe mit Spinat und Shrimps

Dieses Gericht kann man gut morgens vor der Arbeit vorkochen, so einfach ist es. Bringen Sie gleich eine Portion für die Kollegen mit, dann können Sie mit Ihren Kochkünsten Eindruck schinden. Dass alles in 20 Minuten fertig ist, weiß ja keiner. Für dieses Rezept benötigen Sie die dickflüssige Kokosmilch aus der Dose, nicht die Tetrapacks, die ich für die Shakes empfehle.

4 Portionen
Zubereitung: 5 Minuten
Garzeit: 15 Minuten

1 TL Macadamia- oder Reiskleieöl
1 kleine rote Zwiebel, gewürfelt
450 g gegarte Shrimps, entdarmt und geschält
1 Dose (375 ml) Kokosmilch
240 g schwarze Bohnen aus der Dose, abgespült
8 EL Cashewnüsse, gehackt
1 Knoblauchzehe, fein gewürfelt
½ TL schwarzer Pfeffer, frisch gemahlen
½ TL Meersalz
1 TL Chilipulver
1 Prise Cayennepfeffer
1,5 Liter frische Spinatblätter

Das Öl in einer großen Pfanne erhitzen und die Zwiebelwürfel darin eine bis zwei Minuten anbraten. Die Shrimps hinzufügen und eine Minute mitbraten. Dann alle restlichen Zutaten bis auf den Spinat hinzugeben und auf kleiner Stufe zehn Minuten garen. Zum Schluss den Spinat unterziehen und noch etwa eine Minute mitgaren, bis er zusammenfällt. Warm servieren.

Am besten schmeckt die Suppe, wenn man sie nach dem Kochen bis zu 24 Stunden kalt stellt und dann noch einmal aufwärmt.

Anpassung für Veganer: die Shrimps weglassen und stattdessen eine Portion pflanzliches Proteinpulver hinzugeben.

Abendgerichte – das große Schlemmen

Vollkornreis mit Gemüse

Auch Nichtvegetariern schadet es überhaupt nicht, hin und wieder vegetarisch zu essen. Wichtig sind dabei ein hoher Ballaststoffanteil und gesunde Kohlenhydrate – und dass man es bei einer Portion belässt.

4 Portionen
Zubereitung: 10 Minuten
Garzeit: 40 Minuten

200 g Vollkornreis
500 ml Gemüsebrühe
2 TL geröstetes Sesamöl
2 Handvoll Champignons, geviertelt
8 EL Zwiebelwürfel
1 Handvoll Zucchinischeiben
1 Handvoll rote Paprika, in Streifen
1 TL frischer Ingwer, geraspelt
1 EL Misopaste
70 g Pinienkerne
4 EL frischer Koriander, gehackt (zum Garnieren)

Den Reis waschen und mit der Brühe in einen Topf geben. Deckel aufsetzen und auf kleiner Stufe 30 bis 40 Minuten kochen lassen. Kurz vor Ende der Garzeit das Sesamöl in eine Pfanne geben und die Pilze, die Zwiebel, die Zucchini, die Paprika und den Ingwer darin etwa drei Minuten bissfest anbraten. Die Misopaste und die Pinienkerne hinzufügen und noch eine Minute weitergaren. Zum Schluss den heißen Reis unter das Gemüse heben. Mit Koriander bestreuen und warm servieren.

Anpassung für Veganer: nicht erforderlich

Putenauflauf

Wenn es abends rundgeht, kann man diesen Auflauf morgens zusammenstellen und braucht ihn dann abends nur noch in den Ofen zu schieben. Die Quinoa sollten Sie separat vorkochen. Als Beilage passt dazu ein frischer grüner Salat. In unserem Familienkochbuch haben wir dem Gericht handschriftlich eine 1+ verpasst. Dank meiner Herkunft aus dem Mittleren Westen betrachte ich mich als Auflaufexperten.

4 Portionen
Zubereitung: 5 Minuten
Garzeit: 25 bis 30 Minuten

240 g mageres Putenhack
1 große, süße Zwiebel, gewürfelt
160 g Navy-Bohnen aus der Dose, abgespült
250 ml ungesüßte Kokosmilch
   (dünnflüssige Variante)
½ TL Meersalz
½ TL schwarzer Pfeffer, frisch gemahlen
1 TL Kurkuma, gemahlen
1 TL Koriander, gemahlen
4 bis 5 Möhren, in Scheiben oder geraspelt
225 g Spargel, geputzt, in 2 bis 3 cm langen Stücken
4 Handvoll geraspelter Wirsing
   (oder anderer grüner Kohl)
250 ml Gemüsebrühe
500 ml gegarte Quinoa

Den Backofen auf 175°C vorheizen. Das Öl in einer großen Pfanne erhitzen und das Hackfleisch mit der Zwiebel auf kleiner Hitze etwa drei Minuten durchbraten. Die Bohnen mit der Hälfte der Kokosmilch und den Gewürzen in einen Mixer geben und gleichmäßig zerkleinern. Das angebratene Fleisch, den Inhalt des Mixers und die restlichen Zutaten in eine passende Auflaufform umfüllen und ohne Deckel 25 bis 30 Minuten backen. Heiß servieren.

Anpassung für Veganer: statt Putenfleisch eine Portion geschmacksneutrales pflanzliches Proteinpulver hinzufügen.

Erbsensuppe mit Huhn

Erbsensuppe mal anders: Diese Suppe ist weniger breiig und erfreut mit dem frischen Grün das Auge.

4 Portionen
Zubereitung: 5 Minuten
Garzeit: 10 Minuten

2 bis 3 Zwiebeln, gewürfelt (3 Handvoll Zwiebelwürfel)
1 TL Macadamiaöl
2 Knoblauchzehen, fein gewürfelt
½ TL schwarzer Pfeffer, frisch gemahlen
2 TL Kreuzkümmel, gemahlen
750 ml Gemüsebrühe
500 g Tiefkühlerbsen
4 Handvoll Blumenkohl, gewürfelt
4 EL Cashewnüsse, gehackt
1 TL gemahlener Zimt
1 TL Paprika, edelsüß
½ TL Salz
650 bis 700 g Hühnerfleisch, gegart und gewürfelt

Das Öl in einem Suppentopf erhitzen und die Zwiebelwürfel darin auf mittlerer Stufe in etwa drei Minuten weich braten. Knoblauch, Pfeffer, Kreuzkümmel und zwei Esslöffel Brühe hinzugeben und eine weitere Minute anbraten. Die Erbsen hinzufügen und so lange kochen, bis sie leuchtend grün sind. Etwas abkühlen lassen, dann im Mixer zerkleinern.

Die Erbsenmasse in den Suppentopf zurückfüllen, die restlichen Zutaten hinzugeben und noch drei bis fünf Minuten leicht sieden lassen. Heiß servieren oder bis zum Verzehr kalt stellen. Die Suppe ist maximal 72 Stunden haltbar.

Anpassung für Veganer: statt Huhn aufgetauten Tempeh verwenden.

Lachs in Zitronengrastee

Ein echtes Familienrezept! Wählen Sie wild gefangenen Lachs aus dem Atlantik, ein frisches, festes Stück. Wenn Sie kein frisches Zitronengras auftreiben können, funktioniert auch getrocknetes oder ein wenig essentielles Zitronengrasöl. Das essentielle Öl gibt es online zu kaufen, und es ist mehrere Jahre haltbar. Gehen Sie sehr sparsam damit um; die meisten Gerichte benötigen nur ein bis zwei Tröpfchen.

4 Portionen
Zubereitung: 5 Minuten
Garzeit: 10 Minuten

2 Liter Wasser, 4 Beutel grüner Tee
2 EL frisches Zitronengras, fein gewürfelt, oder
    4 EL getrocknetes Zitronengras
1 TL Meersalz, 450 g frisches Lachsfilet, in 4 Stücken
350 g Brokkoliröschen, gehackt (4 Handvoll)

Das Wasser mit den Teebeuteln und dem Zitronengras in einen großen Topf geben, leicht aufkochen, vom Herd nehmen und fünf Minuten ziehen lassen. Die Teebeutel und das Zitronengras entnehmen und entsorgen. Den Lachs hinzufügen und auf kleiner Stufe fünf Minuten leicht sieden lassen, bis das äußere Fleisch erste Flocken bildet. Den Brokkoli hinzugeben und weitere drei Minuten sieden lassen. Als Beilage gibt es gedämpften Vollkornreis (Rezept folgt).

Anpassung für Veganer: nicht möglich

Vollkornreis oder Quinoa, gedämpft

Gesundes Vollkorngetreide ist ein Grundnahrungsmittel, das stets vorgekocht im Kühlschrank bereitstehen sollte. Zum Kochen eignet sich Hühnerbrühe oder Gemüsebrühe. Wenn Sie ein Fertigprodukt wählen, achten Sie bitte auf die Zusammensetzung und Herkunft der Zutaten. Man kann das Getreide selbstverständlich ganz normal auf dem Herd kochen, aber ein Reiskocher erleichtert die Sache ungemein.

8 Portionen
Zubereitung: 2 Minuten
Garzeit: 45 Minuten

2 Tassen Vollkornreis (Langkorn) oder Quinoa aus Bioanbau
2 Tassen Hühner- oder Gemüsebrühe (oder Wasser mit 2 TL Brühe)
2 Tassen Wasser

Den Reis gründlich waschen und mit der Brühe in einen Zwei-Liter-Suppentopf oder in einen Reiskocher geben. Mit Deckel auf kleiner Stufe ungefähr 45 Minuten kochen, bis der Reis das ganze Wasser aufgesogen hat (Quellreis). Heiß servieren oder bis zu 72 Stunden im Kühlschrank aufheben.

Anpassung für Veganer: nicht erforderlich

Möhrensuppe mit Huhn

Dieses Rezept ist unvergleichlich aromatisch und eignet sich gut zum Vorkochen. Wenn Sie im Supermarkt küchenfertige Möhrenraspeln aus Bioanbau auftreiben können, ist die Zubereitung noch einfacher.

4 Portionen
Zubereitung: 5 Minuten
Garzeit: 20 Minuten

2 EL Macadamiaöl
2 bis 3 weiße Zwiebeln, gehackt (3 Handvoll Zwiebelwürfel)
1 EL frischer Ingwer, gerieben
1 TL Zimt, gemahlen
½ TL Chilipulver
500 g geraspelte Möhren
180 ml Orangensaft, frisch gepresst
500 ml Kokosmilch, ungesüßt (Tetrapack)
500 ml Hühner- oder Gemüsebrühe
1 TL Salz
½ TL schwarzer Pfeffer, frisch gemahlen
3 Handvoll Hähnchenbrust, gegart, gewürfelt (gut zur Resteverwertung!)

Das Öl in einem Suppentopf erhitzen und die Zwiebelwürfel in etwa drei Minuten darin weich braten. Ingwer, Zimt und Chilipulver hinzufügen und noch eine Minute braten. Die Möhrenraspeln, den Orangensaft, die Kokosmilch und die Brühe hinzugeben und leicht zum Kochen bringen. Zehn Minuten köcheln lassen, bis die Möhren weich sind. Mit Salz und Pfeffer würzen, das Hühnerfleisch hinzufügen und noch fünf Minuten leicht kochen lassen. Heiß servieren oder bis zu 72 Stunden im Kühlschrank aufheben.

Anpassung für Veganer: statt Huhn auf Wunsch 450 g aufgetauten Tempeh verwenden.

Kichererbsen-Currytopf

Curry ist eine Gewürzmischung, die in der Regel auf Kurkuma aufbaut. Kurkuma enthält mit Curcumin eine Substanz, die der Gesundheit unglaublich guttut. Sie erleichtert die Blutzuckerregulierung, reduziert die Entzündungsbereitschaft, kann das Krebsrisiko senken und unterstützt das Immunsystem. Curcuminextrakte helfen gegen Schmerzen und Entzündungen genauso gut wie verbreitete Schmerzmittel, zum Beispiel Ibuprofen, aber ohne die unerwünschten Nebenwirkungen.

4 Portionen
Zubereitung: 5 Minuten
Garzeit: 15 Minuten

2 TL Macadamia- oder Reiskleieöl
1 TL Senfkörner
2 TL Kreuzkümmel (Samen)
200 g gehackter Grünkohl (½ Liter)
1 große weiße Zwiebel, gewürfelt
1 TL frischer Ingwer, gerieben
½ frische Jalapeño-Chili, entkernt und fein gewürfelt (anschließend sehr sorgfältig die Hände waschen!)
250 ml pürierte Tomaten
1 TL Kurkuma, gemahlen
240 g Kichererbsen aus der Dose, abgespült
1 ½ Tassen gekochter Basmatireis, warm gehalten
1 Handvoll frischer Koriander, gehackt (zum Garnieren)

Das Öl in einer großen Pfanne auf hoher Stufe erhitzen und die Senf- und Kreuzkümmelsamen darin etwa zwei Minuten anbraten, bis sie aufspringen. Den Kohl, die Zwiebel, den Ingwer und die Chili hinzufügen und alles noch zwei bis drei Minuten weich kochen. Pürierte Tomaten, Kurkuma und Kichererbsen hinzugeben und weitere fünf bis zehn Minuten leicht kochen lassen. Heiß zum Reis servieren und auf Wunsch mit gehacktem Koriander garnieren.

Anpassung für Veganer: nicht erforderlich

Rindfleischpfanne

Wählen Sie ein mageres Stück Fleisch vom Weiderind. Rindfleisch ist reich an Nährstoffen wie Zink, Taurin, konjugierter Linolensäure, Carnitin, Vitamin B_{12} und Eisen. Weiderinder erzeugen zudem Omega-3-Fette, wie wir sie sonst aus Fisch beziehen. Für eine vollständige Mahlzeit servieren Sie als Beilage gedämpften Vollkornreis.

4 Portionen
Zubereitung: 2 Minuten
Garzeit: 10 Minuten

1 TL geröstetes Sesamöl
450 g Rindersteak, in Streifen
900 g Bok Choi, in Streifen, Stängel und Blätter getrennt
2 Knoblauchzehen, gehackt
2 Prisen schwarzer Pfeffer, frisch gemahlen
1 Prise Meersalz

Das Öl in einer großen Pfanne erhitzen und das Fleisch darin auf mittlerer Stufe etwa drei Minuten anbräunen.

Die Stängel vom Bok Choi sowie den Knoblauch hinzugeben und eine Minute mitbraten. Die Blätter vom Bok Choi hinzufügen und noch fünf Minuten garen. Mit Salz und Pfeffer würzen und heiß zum Reis servieren.

Anpassung für Veganer: statt Rindfleisch 450 g aufgetauten Tempeh verwenden.

Basilikumpesto

Basilikumpesto eignet sich als Grundlage für eine Nudelsauce oder zum Würzen von Huhn.

4 Portionen
Zubereitung: 10 Minuten

4 Handvoll frische Basilikumblätter (etwa 125 g)
1 Knoblauchzehe, halbiert, ohne den grünlichen Kern
4 EL Olivenöl, extra vergine (mindestens)
Saft von 1 Zitrone
100 g Pinienkerne, geschält

Das Basilikum mit dem Knoblauch, dem Öl und dem Zitronensaft in den Mixer geben. Zerkleinern und bei Bedarf mehr Olivenöl hinzufügen, bis eine weiche, grüne Paste entstanden ist. Die Pinienkerne hinzufügen und kurz unterarbeiten. Sie sollen nur in große Stücke gehackt werden. Sofort verwenden oder im Kühlschrank aufbewahren; das Pesto hält sich gut.

Anpassung für Veganer: nicht erforderlich

Anhang

Noch Fragen?

Manche Fragen tauchen immer wieder auf. Hier finden Sie Antworten.

Welche Lebensmittel sollte man besser meiden?

Erzfeind Nr. 1: Fruchtzucker (Fruktose)

Fruktose ist bei den Zutaten nicht immer als Zucker aufgeführt. Die Inhaltsstoffe werden in absteigender Menge genannt, und die Hersteller verwenden gern verschiedene Zuckerarten, damit der Zucker nicht so hoch oben auftaucht, wie es angesichts des Gesamtzuckergehalts eigentlich angemessen wäre. Typische Umschreibungen für Zucker sind:

Agave, Agavennektar
Ahornsirup
Backmalz
Carobsirup
Dattelzucker
Dextran
Dextrose

Ethylmaltol
Fruchtsaft
Fruchtsaftkonzentrat
Fruchtnektar
Fruktose
Fruktose-Glukose-Sirup
Galaktose

Gerstenmalz	Maltose
Glukose	Malzsirup
Glukosesirup	Mascobado-Vollrohrzucker
Granulierter Zucker	Puderzucker
Honig	Reissirup
Invertzucker	Rohrzucker
Jaggery	Rübensirup
Karamell	Rote-Bete-Zucker
Kokoszucker	Sorbitol
Laktose	Traubenzucker
Maissirup	Vollrohrzucker
Maltodextrin	Zuckerguss

Erzfeind Nr. 2: Schädliches Protein

Manche Proteine lassen uns in den Überlebensmodus umschalten. Um erfolgreich abzunehmen, muss man diese Substanzen erkennen und meiden. Wie wichtig dies ist, ergab eine Studie aus dem Jahr 2009, für die 27 Probanden untersucht wurden, die mit normalen, kalorienreduzierten Diäten kein Gewicht abbauen konnten. Die Kandidaten wurden auf Lebensmittelunverträglichkeiten getestet und angewiesen, die Lebensmittel zu meiden, auf die sie empfindlich reagierten. Häufige Ursachen waren dabei Weizen, Eier und Milchprodukte. Danach ging das Durchschnittsgewicht der Teilnehmer innerhalb von zwölf Wochen von 90 auf 74 Kilogramm zurück. Damit hatten sie durchschnittlich 16 Kilo abgenommen und ihr Körperfett von 37 auf 27 Prozent reduziert.[1]

Potenziell giftig sind für den Körper – je nach individueller Empfindlichkeit – damit folgende Lebensmittel, die Weizen, Kuhmilch und/oder Eier enthalten:

Weizen

Brot
Couscous
Croissants
Eiswaffeln
Frühstückscerealien
Grieß
Hartweizennudeln
Kekse
Kuchen
Muffins
Nudeln
Pasta
Pfannkuchen
Salzstangen
Vollkornweizennudeln
Waffeln

Milchprodukte

Butter
Buttermilch
Crème fraîche
Cremesuppen
Frischkäse
Hartkäse
Hüttenkäse
Joghurt
Kefir
Molkeprotein
Sahnesaucen (für Salate oder heiße Gerichte)
Saure Sahne
Speiseeis
Whey-Protein

Eier

- Albumin
- Backwaren
- Baisermasse
- Eiernudeln
- Eidotter
- Eiprotein
- Eiweiß
- Macarons
- Marshmallows
- Mayonnaise
- Pfannkuchen
- Rührteig
- Trockenei
- Waffeln

Wie oft sollte ich am Tag essen?

Wenn Ihnen drei Mahlzeiten am Tag reichen, sollten Sie sich nicht gezwungen fühlen, öfter zu essen. Häufigere Mahlzeiten machen keineswegs schlank. Es geht zwar stets ein Teil der Kalorien für Verdauungsprozesse verloren, aber letztlich ist es ähnlich wie bei Sonderangeboten: wenn etwas 30 Prozent herabgesetzt ist, geben Sie trotzdem Geld dafür aus.

Wer zwischen den Hauptmahlzeiten eine Kleinigkeit zu sich nehmen möchte, hält sich am besten an Gemüse. Junge Möhren, Sellerie, Brokkoliröschen oder Blumenkohl sind immer ein guter Snack. Orientieren Sie sich an der Jederzeit-Liste oder wählen Sie einen der Säfte aus Kapitel 10.

Welche Mahlzeit sollte am größten ausfallen?

Was man morgens zu sich nimmt, trägt im Tagesverlauf zur Regulierung von Stoffwechsel und Blutzuckerspiegel bei, wird aber an diesem Tag nicht mehr in Energie umgewandelt. Die Verdauung nimmt in der Regel acht bis 16 Stunden in Anspruch, und das bedeutet, dass unsere Energie aus der Mahlzeit vom Vorabend stammt. Der Tagesablauf in Jäger- und Sammlergesellschaften war davon geprägt, dass man tagsüber auf der Suche nach Nahrung umherstreifte. Dabei gab es nur hin und wieder kleinere Mengen zu essen. Die Hauptmahlzeit spielte sich eher abends am gemeinsamen Lagerfeuer ab.

Auch beim Übergang zur Landwirtschaft gab es die Hauptmahlzeit in der Regel am Abend, also nach Abschluss des Tagewerks. In vielen Gegenden der Welt ist man dies bis heute so gewohnt. Der Abend bietet sich für die gemeinsame Hauptmahlzeit einfach an.

Beim nebennierenfreundlichen Konzept »Schlank ohne Stress« fällt die Abendmahlzeit am größten aus. Auf diese Weise haben wir weniger Hunger, nehmen schneller ab, schlafen besser und reagieren weniger gestresst.

Darf man aus der Diät auch mal ausbrechen?

Mit einem gelegentlichen Überangebot kann der Stoffwechsel offenbar gut umgehen. Sobald das Zielgewicht erreicht ist, kann man durchaus einmal in der Woche über die Stränge schlagen. Bis dahin sollte man sich so etwas nur alle zwei Wochen erlauben. Planen Sie ein Festessen bewusst ein und legen Sie es auf den Abend. So bekommen die Muskeln mehr davon ab als die Fettzellen. Viele Menschen schlemmen besonders gern am Sonntagabend und essen tagsüber nur ein leichtes Frühstück und Mittagessen.

Wenn Sie merken, dass Sie im Laufe der Woche Appetit auf etwas Bestimmtes entwickeln, sagen Sie sich nicht: »Nein.« Sagen Sie sich: »Später.« Schreiben Sie auf, wonach es Sie gelüstete, und versprechen Sie sich selbst, dass Sie das bekommen, wenn es wieder Zeit für das spezielle Extraessen ist. Bei solchen besonderen Gelegenheiten geht es übrigens immer um *eine Mahlzeit,* nicht um einen *kompletten Abend.* Stellen Sie genau das zusammen, wonach Ihnen der Sinn steht, und setzen Sie sich dann an den Tisch. Sobald Sie satt sind und aufstehen, ist das Essen vorbei.

Was mache ich als Vegetarier oder Veganer?

Wer aus ethischen oder spirituellen Gründen kein Fleisch isst, kann sich dennoch nebennierenfreundlich ernähren. In der Regel gibt es vegetarische und vegane Alternativen.

Falls Sie aus gesundheitlichen Gründen auf tierische Proteine verzichten, möchte ich Sie beglückwünschen, dass Sie Ihre Gesundheit so ernst nehmen und sich an Ihre guten Vorsätze halten. Eine ausgewogene pflanzliche Ernährung bietet viele Vorteile. Zu den wenigen Punkten, in denen Ernährungsexperten übereinstimmen, zählt, dass wir mehr frische Produkte, mehr Ballaststoffe, weniger Zucker, weniger Gepökeltes und weniger Wurstwaren essen sollten.

Ein Problem für Vegetarier ist meist die *optimale* Proteinversorgung, was nicht gleichbedeutend ist mit einer *ausreichenden* Proteinzufuhr. Der Unterschied ist ähnlich wie bei anderen Nährstoffen, zum Beispiel Vitamin C. Ohne ausreichende Mengen Vitamin C entwickelt ein Mensch irgendwann Skorbut. Zur Vorbeugung reichen bereits fünf bis sieben Milligramm Vitamin C pro Tag. Dennoch ist sich die Fachwelt einig, dass die optimale tägliche Zufuhr bei 75 bis 120 Milligramm Vitamin C liegen sollte. Mit den Proteinen ist das ähnlich. Um Fett abzubauen und schlank zu werden, sollte man 20 bis 30 Prozent der Kalorienmenge in Form von Proteinen zu sich nehmen.[2]

Noch Fragen?

Bitte beachten Sie dabei, dass sich die Bedürfnisse mit der Zeit verändern. Am besten betrachten Sie Ihre Ernährung als Kommunikation mit dem Körper. Ein aufmerksamer Zuhörer, der das Feedback des Körpers wahrnimmt und Veränderungen respektiert, kann leichter rundum gesund leben.

Ist »glutenfrei« grundsätzlich besser?

Der Urweizen wurde über mehrere tausend Jahre hinweg intensiv kultiviert. Dabei hat er Proteine entwickelt, die problematisch sein können, so dass es heute vermehrt zu Zöliakie und Glutenunverträglichkeiten kommt. Dank eines gesteigerten Bewusstseins gibt es inzwischen ein größeres Angebot an glutenfreien Produkten. Glutenfrei ist allerdings nicht automatisch gut für den Körper.

Wenn ein intaktes Getreidekorn, zum Beispiel ein Reiskorn, zu Mehl gemahlen wird, nimmt der Körper dieses Mehl schneller auf und verdaut die Stärke ähnlich wie Zucker. Zahllose Lebensmittel wie Fisch, Geflügel, Meeresfrüchte, Fleisch, Nüsse, Samen, Früchte, Gemüse in jeder Form, Eier, Reis, Buchweizen, Quinoa oder Bohnen sind von Natur aus glutenfrei. Glutenfreie Ersatzprodukte für Brot, Cerealien und Snacks sind nicht unbedingt aus hochwertigen Zutaten erzeugt. Falls Sie glauben, Sie hätten eine Glutenintoleranz, sollten Sie entsprechende Tests durchführen lassen.

Manche Menschen reagieren nur verzögert auf Dinge, die sie nicht vertragen; solche Reaktionen sind ohne Tests schwer zu ermitteln. Unabhängig davon ist es immer sinnvoll, sich auf möglichst wenig verarbeitete Lebensmittel zu konzentrieren.

Wieso vertrage ich keine Bohnen?

Allen Scherzen zum Trotz: Blähungen nach dem Verzehr von Bohnen sind für viele Menschen problematisch. Zum Glück ist dies einer großen Studie zufolge tatsächlich nur ein vorübergehendes Problem. Bei dieser Untersuchung erhielten die Teilnehmer jeden Tag 80 Gramm Bohnen verschiedener Sorten (acht Esslöffel). Am Ende der ersten Woche berichteten 35 Prozent der Teilnehmer von mehr Blähungen als sonst. Nach zwei Wochen waren es nur noch 19 Prozent und nach fünf Wochen nur noch fünf Prozent. Nach der achten Woche berichteten nur noch drei Prozent der Probanden von vermehrten Blähungen.

Besonders empfindlich reagierten die Teilnehmer auf Pintobohnen und Navy-Bohnen. Wer also bisher nicht regelmäßig Bohnen isst, sollte in den ersten Monaten nicht ausgerechnet diese Sorten bevorzugen. Augenbohnen (weiße Bohnen aus Afrika mit einem schwarzen »Auge«) sind für Neulinge in der Regel verträglicher. Wer mit Bohnen nicht gut zurechtkommt, beginnt in den ersten zwei Wochen mit zwei Esslöffeln Augenbohnen pro Tag. Danach kann man die Mengen und Sorten allmählich erweitern, ohne dass jedes Böhnchen ein Tönchen erzeugt.[3]

Manche Menschen haben bei Bohnen nicht nur Angst vor Blähungen, sondern auch vor Phytinsäure (IP6). Bohnen enthalten tatsächlich Phytinsäure, viele andere Lebensmittel aber auch. Phytinsäure verlangsamt die Aufnahme bestimmter Mineralstoffe, schützt jedoch gleichzeitig vor vielen Krebsarten. Normale Mengen Phytinsäure im Rahmen einer gesunden Ernährung sind unbedenklich und können der Gesundheit sogar förderlich sein.

Welche Süßungsmittel kann ich verwenden?

Zucker ist ungesund, so viel steht fest. Aber sind künstliche Süßungsmittel besser? Immer mehr Studien deuten darauf hin, dass künstlich gesüßte Speisen ebenfalls die Gewichtszunahme begünstigen können. Was nun? Die wichtigsten Überlegungen sind: Ist die Substanz giftig, wie viel Fruktose enthält sie, und wie reagiert der Blutzucker darauf?

Rohrzucker in jeglicher Form, brauner Zucker, Sirup, Rohzucker und sonstige Vorformen von weißem Zucker sind schlichtweg *Zucker*. Sucralose und Aspartam können giftig sein und die Blutzuckerregulierung stören. Agavensaft, Honig und Kokoszucker machen dank ihres hohen Fruktosegehalts der Leber das Leben schwer und sind daher Dickmacher.

Stevia und Mönchsfrucht (Lo-Han) sind kalorienfreie, süße Pflanzenextrakte. Beide wurden intensiv erforscht und gelten als harmlos. Sie enthalten sogar verschiedene Antioxidantien und unterstützen einen stabilen Blutzucker. Der einzige Nachteil ist im Einzelfall ein bitterer Beigeschmack, den nicht jeder wahrnimmt. Probieren Sie verschiedene Markenprodukte durch, bis Sie das gefunden haben, das Ihnen am ehesten zusagt.

Auf einen Blick:
Schlank ohne Stress

Wenn der Körper auf Überlebensmodus umschaltet, nehmen wir zu. Der Überlebensmodus stört auch den Schlaf und verstärkt die Stressreaktion (siehe nachfolgende Übersicht). Ausgelöst wird diese Reaktionsabfolge durch stark verfeinerte Nahrung, Umweltverschmutzung und belastende Situationen. Die üblichen Methoden zum Gewichtsabbau – weniger essen, mehr Sport – machen das Problem nur noch schlimmer. Mit zyklischer Kohlenhydrataufnahme, einer Wiederherstellung der zirkadianen Rhythmen und mehr innerer Ruhe kann man sich aus dem Überlebensmodus lösen, abnehmen und das eigene Leben aktiv gestalten.

Anhang

Probleme	Stark verfeinerte Nahrung	Umweltverschmutzung	Belastende Situationen
Beispiele	Fruktose Schädliche Proteine	Umweltgifte Licht	Beziehungen Beruf Finanzen
Folgen	Der Fettschalter in den Nebennieren schaltet auf Überlebensmodus: mehr Hunger, weniger verfügbare Energie und Einlagerung von Kalorien in Form von Fett.		
Lösungen	**Intelligenter Kohlenhydratzyklus**	**Zirkadiane Reparaturprozesse**	**Innere Klarheit**
Wie?	Wenig Kohlenhydrate am Morgen Viele Kohlenhydrate am Abend	Tägliche Entgiftung Besserer Schlaf Tonika	Mentale Übungen Gewohnheiten
Ergebnisse	Der Fettschalter in den Nebennieren schaltet auf Gesundheitsmodus: weniger Hunger, mehr Energie und Verbrennung von Kalorien zur Energiegewinnung.		

Diätplan für Ungeduldige

Frühstück: Proteinshake
Die folgenden Zutaten mit Eis und Wasser in den Mixer geben:
1 Portion pflanzliches oder tierisches Proteinpulver
1 Handvoll Himbeeren (75 Gramm)
2 EL Chiasamen
4 EL Navy-Bohnen aus der Dose

Mittagessen: Gemischter Salat
1 handtellergroßes Stück Lachs oder Huhn
Grünes Blattgemüse und stärkearmes Gemüse in beliebiger Menge (Mais, Kartoffeln und Süßkartoffeln fallen *nicht* in diese Kategorie)
8 EL Kidneybohnen oder Kichererbsen aus der Dose (80 Gramm)
1 EL Olivenöl, Essig nach Bedarf

Abendessen: Pfannengericht
90 bis 125 g mageres Rindfleisch oder Huhn
Gemüse in beliebiger Menge (siehe Mittagrezepte)
1 Tasse gekochter Vollkornreis oder Quinoa
Tamarisauce, Ingwer, Knoblauch und 1 TL geröstetes Sesamöl zum Würzen

Snacks: Gemüse – jederzeit und immer in beliebiger Menge
Siehe Jederzeit-Liste in Kapitel 4.

Danksagung

Ich danke den folgenden Menschen, die dieses Buch möglich gemacht haben. Meinen Eltern, Glen und Vivian Christianson, danke ich, weil sie mir die Liebe zum Lernen und Selbstvertrauen vermittelt haben. Meiner Frau Kirin danke ich, weil sie an mich geglaubt hat, und meinen Kindern, Celestina und Ray, weil sie mich jeden Tag glücklich machen. Meinem zweiten Vater, Dr. David Frawley, danke ich, dass er mich zum Schreiben inspiriert hat. Ich danke dem unglaublichen Team von Integrative Health, denn wer solche Kollegen hat, kann sich glücklich schätzen: Sharon Anderson, Dr. Lauren Beardsley, Tipton Billington, Melissa Bogardus, Celia Cacciotti, Easton Lathion, Jamie Kurtz, Miranda Baigneault, Dr. Linda Khoshaba, Michele Lambert, Kim Lopata, Dr. Saman Rezaie, Dr. Tonyelle Russell, Mary Cinalli, Jennifer Stadig, Dr. Adrienne Stewart und Ashley Ross. Ein besonderer Dank gilt JJ Virgin, die mir gezeigt hat, wie groß ich denken muss. Ich danke meinem Weltklasse-Buchteam, Scott Hoffman und Heather Jackson. Es war mir eine Ehre, mit ihnen zusammenzuarbeiten. Danke, Dr. med. Sara Gottfried, die wie ein externes Gehirn dazu beigetragen hat, dass meine Ideen

Form annahmen. Als Ärzte für Naturheilkunde haben Dr. Michael Murray, Dr. Paul Mittman und Dr. Michael Cronin in dankenswerter Weise dazu beigetragen, unseren Berufsstand zu definieren und zu erweitern. Und mein abschließender Dank gilt meinem ewigen Helden Dr. Carl Sagan, der die Welt mit unvergleichlicher Hingabe mit seinen Vorstellungen bereichert hat.

Quellen

Einleitung
1. Doetsch R. 1978. »Benjamin Marten and his ›New Theory of Consumptions.‹« *Microbiological Reviews* 42(3):521-28.

Kapitel 1
1. Ogden CL, Fryar CD, Carroll MD, and Flegal KM. 2004. »Mean body weight, height, and body mass index, United States 1960–2002.« Advance data from vital and health statistics, No. 347 (Hyattsville, MD: National Center for Health Statistics).
2. Murray CJL, and Lopez AD. 2013. »Measuring the Global Burden of Disease.« *New England Journal of Medicine* 369(5):448-57. doi: 10.1056/NEJMra1201534.
3. Mann T, Tomiyama J, Westling E, Lew AM, Samuels B, and Chatman J. 2007. »Medicare's search for effective obesity treatments: Diets are not the answer.« *American Psychologist* 62(3):220-33.
4. Young BE, Johnson SL, and Krebs NF. 2012. »Biological determinants linking infant weight gain and child obesity: current knowledge and future directions.« *Advances in Nutrition* 3(5):675-86. doi: 10.3945/an.112.002238.
5. Klimentidis YC, Beasley TM, Lin HY, Murati G, Glass GE, Guyton M, Newton W, Jorgensen M, Heymsfield SB, Kemnitz J, Fairbanks L, and Allison DB. »Canaries in the coal mine: a cross-species analysis of the plurality of obesity epidemics.« *Proceedings of the Royal Society: Biological Sciences* 278(1712):1626-32. doi: 10.1098/rspb.2010.1890.
6. Goldstein RE, Wasserman DH, McGuinness OP, Lacy DB, Cherrington AD, and Abumrad NN. 1993. »Effects of chronic elevation in plasma cortisol on hepatic carbohydrate metabolism.« *American Journal of Physiology* 264(1 Pt 1):E119-27.

7. Wei Y, Wang D, Topczewski F, and Pagliassotti MJ. 2007. »Fructose-mediated stress signaling in the liver: implications for hepatic insulin resistance.« *Journal of Nutritional Biochemistry* 18(1):1-9.
8. Legeza B, Balázs Z, and Odermatt A. 2014. »Fructose promotes the differentiation of 3T3-L1 adipocytes and accelerates lipid metabolism.« *FEBS Letters* 588(3):490-6. doi: 10.1016/j.febslet.2013.12.014.
9. Gabriely I, Hawkins M, Vilcu C, Rossetti L, and Shamoon H. 2002. »Fructose amplifies counterregulatory responses to hypoglycemia in humans.« *Diabetes* 51(4):893-900.
10. Lomer MC, Parkes GC, and Sanderson JD. 2008. »Review article: lactose intolerance in clinical practice – myths and realities.« *Alimentary Pharmacology and Therapeutics* 27(2):93-103.
11. Eswaran S, Goel A, and Chey WD. 2013. »What role does wheat play in the symptoms of irritable bowel syndrome?« *Journal of Gastroenterology and Hepatology* (NY) 9(2):85-91.
12. González-Cervera J, Angueira T, Rodriguez-Domínguez B, Arias A, Yagüe-Compadre JL, and Lucendo AJ. 2012. »Successful food elimination therapy in adult eosinophilic esophagitis: not all patients are the same.« *Journal of Clinical Gastroenterology* 46(10):855-8. doi: 10.1097/MCG.0b013e3182432259.
13. Wilders-Truschnig M, Mangge H, Lieners C, Gruber H, Mayer C, and März W. 2008. »IgG antibodies against food antigens are correlated with inflammation and intima media thickness in obese juveniles!« *Experimental and Clinical Endocrinology and Diabetes* 116(4):241-45.
14. Costa-Pinto FA, and Basso AS. 2012. »Neural and behavioral correlates of food allergy.« *Chemical Immunology and Allergy* 98:222-39. doi: 10.1159/000336525.
15. Schreier HM, and Wright RJ. 2013. »Stress and food allergy: mechanistic considerations.« *Annals of Allergy, Asthma, and Immunology.* 2014 Feb;112(2):179-181.e2. doi: 10.1016/j.anai.2013.08.002.
16. Wang J, Sun B, Hou M, Pan X, and Li X. 2013. »The environmental obesogen bisphenol A promotes adipogenesis by increasing the amount of 11 ß-hydroxysteroid dehydrogenase type 1 in the adipose tissue of children.« *International Journal of Obesity* (Lond) 37(7)9991005. doi: 10.1038/ijo.2012.173.

17. Gump BB, Reihman J, Stewart P, Lonky E, Granger DA, and Matthews KA. 2009. »Blood lead (Pb) levels: further evidence for an environmental mechanism explaining the association between socio-economic status and psychophysiological dysregulation in children.« *Health Psychology* 28(5):614-20. doi: 10.1037/a0015611.
18. Afaghi A, O'Connor H, and Chow CM. 2008. »Acute effects of the very low carbohydrate diet on sleep indices.« *Nutritional Neuroscience* 11(4):146-54. doi: 10.1179/147683008X301540.
19. Jayson, S. 2012. »Stress levels increased since 1983, new analysis shows.« *USA Today,* June 13. http://usatoday30.usatoday.com/news/health/story/2012-06-13/stress-inerease-over-time/55587296/1.
20. Kubzansky LD, Bordelois P, Jun HJ, Roberts AL, Cerda M, Bluestone N, and Koenen KC. 2014. »The weight of traumatic stress: a prospective study of posttraumatic stress disorder symptoms and weight status in women.« *JAMA Psychiatry* 71(1):44-51. doi: 10.1001/jamapsychiatry.2013.2798.
21. Tryon MS, DeCant R, and Laugero KD. 2013. »Having your cake and eating it too: a habit of comfort food may link chronic social stress exposure and acute stress-induced cortisol hyporesponsiveness.« *Physiology and Behavior* 114-15:32-37. doi: 10.1016/j.physbeh.2013.02.018.
22. Kim Y, Yang HY, Kim AJ, and Lim Y. 2013. »Academic stress levels were positively associated with sweet food consumption among Korean highschool students.« *Nutrition* 29(1):213-18. doi: 10.1016/j.nut.2012.08.005.
23. Yau YH, and Potenza MN. 2013. »Stress and eating behaviors.« *Minerva Endocrinologica* 38(3):255-67.

Kapitel 2

1. Vincent JM, Morrison ID, Armstrong P, and Reznek RH. 1994. »The size of normal adrenal glands on computed tomography.« *Clinical Radiology* 49(7):453-55.
2. Morris, H. 2013. »Why stay in Chernobyl? Because it's home.« *TED Talk.* Video. www.ted.com/talks/holly_morris_why stay_in_chernobyl_because_it_s_home.html.
3. Hernandez-Morante JJ, Gomez-Santos C, Milagro F, Campión J, Martinez JA, Zamora S, and Garaulet M. 2009. »Expression of cortisol metabolism-

related genes shows circadian rhythmic patterns in human adipose tissue.« *International Journal of Obesity* (Lond) 33(4):473-80. doi: 10.1038/ijo.2009.4.
4. Ebd.
5. Stimson RH, Mohd-Shukri NA, Bolton JL, Andrew R, Reynolds RM, and Walker BR. 2014. »The postprandial rise in plasma cortisol in men is mediated by macronutrient-specific stimulation of adrenal and extra-adrenal cortisol production.« *Journal of Clinical Endocrinology and Metabolism* 99(1):160-68. doi: 10.1210/jc.2013-2307.
6. Tomlinson JW, Moore JS, Clark PM, Holder G, Shakespeare L, and Stewart PM. 2004. »Weight loss increases 11beta-hydroxysteroid dehydrogenase type 1 expression in human adipose tissue.« *Journal of Clinical Endocrinology and Metabolism* 89(6):2711-16.

Kapitel 3

1. Afaghi A, O'Connor H, and Chow CM. 2008. »Acute effects of the very low carbohydrate diet on sleep indices.« *Nutritional Neuroscience* 11(4):146-54.
2. Flowers MT, and Ntambi JM. 2009. »Stearoyl-CoA desaturase and its relation to high-carbohydrate diets and obesity.« *Biochimica et Biophysica Acta* 1791(2):85-91. doi: 10.1016/j.bbalip.2008.12.011.
3. Fischer K, Colombani PC, Langhans W, and Wenk C. 2002. »Carbohydrate to protein ratio in food and cognitive performance in the morning.« *Physiology and Behavior* 75(3):411-23.
4. Dinneen S, Alzaid A, Miles J, and Rizza R. 1995. »Effects of the normal nocturnal rise in cortisol on carbohydrate and fat metabolism in IDDM.« *American Journal of Physiology* 268(4 Pt 1):E595-603.
5. Kaczmarczyk MM, Miller MK, and Freund GG. 2012. »The health benefits of dietary fiber: beyond the usual suspects of type 2 diabetes mellitus, cardiovascular disease and colon cancer.« *Metabolism* 61(8):1058-66. doi: 10.1016/j.metabol.2012.01.017.
6. Ebd.
7. Robertson MD, Bickerton AS, Dennis AL, Vidal H, and Frayn KN. 2005. »Insulin-sensitizing effects of dietary resistant starch and effects on skele-

tal muscle and adipose tissue metabolism.« *American Journal of Clinical Nutrition* 82(3):559-67.
8. Kaprol M, Wawszczyk J, Smolik S, and Weglarz L. 2010. »Transcriptional regulation of interleukin 6 and its receptor in colon cancer cells by phytic acid.« *Acta Poloniae Pharmaceutica* 67(6):701-705.
9. Bisschop PH, Sauerwein HP, Endert E, and Romijn JA. 2001. »Isocaloric carbohydrate deprivation induces protein catabolism despite a low T3-syndrome in healthy men.« *Clinical Endocrinology* (Oxf) 54(1):75-80.
10. Bray GA, Smith SR, de Jonge L, Xie H, Rood J, Martin CK, Most M, Brock C, Mancuso S, and Redman LM. 2012. »Effect of dietary protein content on weight gain, energy expenditure, and body composition during overeating: a randomized controlled trial.« *JAMA* 307(1):47-55. doi: 10.1001/jama.2011.1918.
11. Ebd.
12. Doerge DR, and Sheehan DM. 2002. »Goitrogenic and estrogenic activity of soy isoflavones.« *Environmental Health Perspectives* 110 (Suppl 3):349-53.

Kapitel 4

1. Gibson EL, Checkley S, Papadopoulos A, Poon L, Daley S, and Wardle J. 1999. »Increased salivary cortisol reliably induced by a protein-rich midday meal.« *Psychosomatic Medicine* 61(2):214-24.
2. Anderson KE, Rosner W, Khan MS, New MI, Pang SY, Wissel PS, and Kappas A. 1987. »Diet-hormone interactions: protein/carbohydrate ratio alters reciprocally the plasma levels of testosterone and cortisol and their respective binding globulins in man.« *Life Sciences* 40(18):1761-68.
3. Van Cauter E, Shapiro ET, Tillil H, and Polonsky KS. 1992. »Circadian modulation of glucose and insulin responses to meals: relationship to cortisol rhythm.« *American Journal of Physiology* 262(4 Pt 1):E467-75.

Kapitel 5

1. Grineva EN, Karonova T, Micheeva E, Belyaeva 0, and Nikitina IL. 2013. »Vitamin D deficiency is a risk factor for obesity and diabetes type 2 in women at late reproductive age.« *Aging* (Albany NY) 5(7):575-81.

2. Pinto JE. 1979. »The blocking effect of magnesium on the secretion of adrenal catecholamines induced by the omission of sodium from the extracellular medium.« *Hormone and Metabolic Research* 11(6):404-407.
3. US Department of Agriculture. 2009. »CNMap Connecticut.« Zuletzt aktualisiert am 22. April. www.ars.usda.gov/services/docs.htm?docid=11046.
4. Max Rubner-Institut. 2008. »Tabelle A 49: Zufuhr von Magnesium (mg/Tag) und Vergleich mit den D-A-CH-Referenzwerten in verschiedenen Altersgruppen für Männer und Frauen.« Nationale Verzehrsstudie II. Ergebnisbericht, Teil 2:260; online zugänglich: https://www.bmel.de/SharedDocs/Downloads/Ernaehrung/NVS_Ergebnisbericht.pdf?__blob=publicationFile
5. Rayssiguier Y, Libako P, Nowacki W, and Rock E. 2010. »Magnesium deficiency and metabolic syndrome: stress and inflammation may reflect calcium activation.« *Magnesium Research* 23(2):73-80. doi: 10.1684/mrh.2010.0208.
6. Sera N, Morita K, Nagasoe M, Tokieda H, Kitaura T, and Tokiwa H. 2005. »Binding effect of polychlorinated compounds and environmental carcinogens on rice bran fiber.« *Journal of Nutritional Biochemistry* 16(1):50-58.
7. Thorn L, Hucklebridge F, Esgate A, Evans P, and Clow A. 2004. »The effect of dawn simulation on the cortisol response to awakening in healthy participants.« *Psychoneuroendocrinology* 29(7):925-30.
8. Alvarez V, Maeder-Ingvar M, and Rosetti AO. 2011. »Watching television: a previously unrecognized powerful trigger of λ waves.« *Journal of Clinical Neurophysiology* 28(4):400-403. doi: 10.1097/WNP.0b013e3182273250.
9. Ueno T, and Ohnaka T. 2006. »Influence of long-term exposure to an air-conditioned environment on the diurnal cortisol rhythm.« *Journal of Physiological Anthropology* 25(6):357-62.
10. Harmer CJ, Charles M, McTavish S, Favaron E, and Cowen PJ. 2012. »Negative ion treatment increases positive emotional processing in seasonal affective disorder.« *Psychological Medicine* 42(8):1605-12. doi: 10.1017/S0033291711002820.
11. Ryushi T, Kita I, Sakurai T, Yasumatsu M, Isokawa M, Aihara Y, and Hama K. 1998. »The effect of exposure to negative air ions on the recovery of

physiological responses after moderate endurance exercise.« *International Journal of Biometeorology* 41(3):132-36.
12. Goel N, and Etwaroo GR. 2006. »Bright light, negative air ions and auditory stimuli produce rapid mood changes in a student population: a placebo-controlled study.« *Psychological Medicine* 36(9):1253-63.

Kapitel 6

1. Harte JL, and Eifert GH. 1985. »The effects of running, environment, and attentional focus on athletes' catecholamine and cortisol levels and mood.« *Psychophysiology* 32(1):49-54.
2. Olds TS, Maher CA, and Matricciani L. 2011. »Sleep duration or bedtime? Exploring the relationship between sleep habits and weight status and activity patterns.« *Sleep* 34(10):1299-307. doi: 10.5665/SLEEP.1266.
3. Kripke DF, Langer RD, and Kline LE. 2012. »Hypnotics' association with mortality or cancer: a matched cohort study.« *BMJ Open* 2(1):e000850. doi: 10.1136/bmjopen-2012-000850.
4. Leuner K. »Schlafmittel – Sucht im Alter«. Vortrag vor dem Suchtforum Nürnberg am 07.12.2012.
http://www.bas-muenchen.de/fileadmin/documents/pdf/Nachlese/2012/Leuner_Vortrag_Schlafmittel_Sucht_im_Alter_Suchtforum_N_121207.pdf (Zugriff 22.02.2016)
5. Storrs C. 2014. »13 Drugs That Can Make You Gain Weight.« *Health*. Zugriff 11. Februar. www.health.com/health/gallery/thumb-nails/0,,20545602,00.html.
6. Pawlow LA, and Jones GE. 2005. »The impact of abbreviated progressive muscle relaxation on salivary cortisol and salivary immunoglobulin A (sIgA).« *Applied Psychophysiology and Biofeedback* 30(4):375-87.
7. Kennedy DO, Little W, Haskell CF, and Scholey AB. 2006. »Anxiolytic effects of a combination of Melissa officinalis and Valeriana officinalis during laboratory induced stress.« *Phytotherapy Research* 20(2):96-102.
8. Winston D, and Maimes S. 2007. *Adaptogens: Herbs for Strength, Stamina, and Stress Relief* (Vermont: Healing Arts Press).
9. Billioti de Gage S, Bégaud B, Bazin F, Verdoux H, Dartigues JF, Pérès K, Kurth T, and Pariente A. 2012. »Benzodiazepine use and risk of dementia:

prospective population based study.« *BMJ* 345:e6231. doi: 10.1136/bmj. e6231.
10. Wolfman C, Viola H, Paladini A, Dajas F, and Medina JH. 1994. »Possible anxiolytic effects of chrysin, a central benzodiazepine receptor ligand isolated from Passiflora coerulea.« *Pharmacology Biochemistry and Behavior* 47(1):1-4.
11. Ngan A, and Conduid R. 2011. »A double-blind, placebo-controlled investigation of the effects of Passiflora incarnate (passionflower) herbal tea on subjective sleep quality.« *Phytotherapy Research* 25(8):1153-59. doi: 10.1002/ptr.3400. Epub 2011 Feb 3.

Kapitel 7

1. Kumari M, Shipley M, Stafford M, and Kivimaki M. 2011. »Association of diurnal patterns in salivary cortisol with all-cause and cardiovascular mortality: findings from the Whitehall II study.« *Journal of Clinical Endocrinology and Metabolism* 96(5):1478-85. doi: 10.1210/jc.2010-2137.
2. Katagiri F, Inoue S, Sato Y, Itoh H, and Takeyama M. 2004. »Comparison of the effects of Sho-hange-ka-bukuryo-to and Nichin-to an human plasma adrenocorticotropic hormone and cortisol levels with continual stress exposure.« *Biological and Pharmaceutical Bulletin* 27(10):1679-82.
3. Jitomir J, and Willoughby DS. 2009. »Cassia cinnamon for the attenuation of glucose intolerance and insulin resistance resulting from sleep loss.« *Journal of Medicinal Food* 12(3):467-72. doi: 10.1089/jmf.2008.0128.
4. Anisimov VN, Vinogradova JA, Panchenko AV, Popovich IG, and Zabezhinski MA. 2012. »Light-at-night-induced circadian disruption, cancer and aging.« *Current Aging Science* 5(3):170-77.
5. Panossian A, Wikman G, and Sarris J. 2010. »Rosenroot (Rhodiola rosea): traditional use, chemical composition, pharmacology and clinical efficacy.« *Phytomedicine* 17(7):481-93. doi: 10.1016/j.phymed.2010.02.002.
6. Olsson EM, von Schéele B, and Panossian AG. 2009. »A randomised, double-blind, placebo-controlled, parallel-group study of the standardised extract shr-5 of the roots of Rhodiola rosea in the treatment of subjects with stress-related fatigue.« *Planta Medica* 75(2):10512. doi: 10.1055/s-0028-1088346.

7. Chandrasekhar K, Kapoor J, and Anishetty S. 2012. »A pro-spective, randomized double-blind, placebo-controlled study of safety and efficacy of a high-concentration full-spectrum extract of ashwagandha root in reducing stress and anxiety in adults.« *Indian Journal of Psychological Medicine* 34(3):255-62. doi: 10.4103/0253-7176.106022.

Kapitel 8

1. Lorenz MW, Markus HS, Bots ML, Rosvall M, and Sitzer M. 2007. »Prediction of clinical cardiovascular events with carotid intima-media thickness: a systematic review and meta-analysis.« *Circulation* 115(4):459-67.
2. Biondo PD, Robbins SJ, Walsh JD, McCargar LJ, Harber VJ, and Field CJ. 2008. »A randomized controlled crossover trial of the effect of ginseng consumption on the immune response to moderate exercise in healthy sedentary men.« *Applied Physiology, Nutrition, and Metabolism* 33(5):966-75. doi: 10.1139/H08-080.
3. Monograph. 2005. »Glycyrrhiza glabra.« *Alternative Medicine Review* 10(3):230-37.
4. Amsterdam JD, Li Y, Soeller I, Rockwell K, Mao JJ, and Shuts J. 2009. »A randomized, double-blind, placebo-controlled trial of oral Matricaria recutita (chamomile) extract therapy for generalized anxiety disorder.« *Journal of Clinical Psychopharmacology* 29(4):378-82. doi: 10.1097/JCP.0b013a3181ac935c.

Kapitel 9

1. Keller A, Litzelman K, Wisk LE, Maddox T, Cheng ER, Creswell PD, and Witt WP. 2012. »Does the perception that stress affects health matter? The association with health and mortality.« *Health Psychology* 31(5):677-84. doi: 10.1037/a0026743.
2. Adams S. 2012. »Why Winning Powerball Won't Make You Happy.« *Forbes,* November 28. www.forbes.com/sites/susanadams/2012/11/28/why-winning-powerball-wont-make-you-happy/.
3. Sahakian BJ, Burdess C, Luckhurst H, and Trayhurn P. 1982. »Hyperactivity and obesity: the interaction of social isolation and cafeteria feeding.« *Physiology and Behavior* 28(1):117-24.

4. Johnson C. 1999. »The Roseto Effect.« Zugriff 11. Februar 2014. www.uic.edu/classes/osci/osci590/14_2%20The%20Roseto%20Effect.htm.
5. Luks A, and Payne P. 2001. *The Healing Power of Doing Good* (Nebraska: iUniverse.com).
6. Piliavin JA, and Siegl E. 2007. »Health benefits of volunteering in the Wisconsin longitudinal study.« *Journal of Health and Social Behavior* 48(4):450-64.

Noch Fragen?

1. Akmal M, Khan SA, and Khan AQ. 2009. »The effect of the ALCAT test diet therapy for food sensitivity in patients with obesity.« *Middle East Journal of Family Medicine* 7(3).
2. Krieger JW, Sitren HS, Daniels MJ, and Langkamp-Henken B. 2006. »Effects of variation in protein and carbohydrate intake on body mass and composition during energy restriction: a meta-regression.« *American Journal of Clinical Nutrition* 83(2):260-74.
3. Winham DM, and Hutchins AM. 2011. »Perceptions of flatulence from bean consumption among adults in 3 feeding studies.« *Nutrition* 10:128. doi: 10.1186/1475-2891-10-128.

Rezeptregister

Basilikumpesto 346
Basissalat 139
Basisshake 138
Beruhigungssaft 320
Bohnensalat mit Shrimps 325
Bohnensuppe mit Spinat und Shrimps 331

Chickenwrap mit Kurkuma 324
Chipotle-Salat 327

Detox auf die sanfte Tour 318

Energy-Saft 320
Erbsensuppe mit Huhn 337

Frühstückschili 308
Frühstücksparfait 305

Grüne-Wonne-Smoothie 303
Grüntee-Smoothie-Tropical 301

Kalifornische Frühstückssuppe 306
Kartoffelsalat mit Fisch 321
Kichererbsen-Currytopf 343
Kohlenhydratarmes Bircher-Müsli 310

Lachs in Zitronengrastee 339

Marinierter Lachs mit Spargel 323
Möhrensuppe mit Huhn 341

Pilzmuffins 329
Putenauflauf 335
Rindfleischpfanne 345

Saft für Ausgelaugte 317
Saft für Ausgewogene 316
Saft für das Immunsystem 319
Saft für einen frischen Teint 319
Saft für Gestresste 316
Saft für Überlastete 317
Sauer-macht-lustig-Smoothie 304
Schnelle Pfanne 140
Schokoladenpudding 307
Schoko-Mandel-Shake 300

Trink-dich-schlank-Saft 319

Vanille-Kirsch-Shake 302
Vollkornreis mit Gemüse 333
Vollkornreis oder Quinoa, gedämpft 340

Waldorfsalat mit Lachs 32

Sachregister

1-2-3-Regel 136, 137

Adipositas 36, 38, 52, 142, 158, 204
- Epidemie 38, 100
- Risiko 187
- Theorie 39

Adrenalin 76
AFS (Adrenal Fat Switch) 80
- Aktivität 82
- Enzyme 81

Alarmreaktion 147
Albumin 49
Alkohol 15
Alltagsstress 24, 170
Alpha-Linolensäure (ALA) 113
Alterungsprozess, Jing und 63
Alzheimer-Krankheit 90
Amerikanischer Ginseng 244
Ängste 50
Antioxidantien 15
Arachidonsäure 113
Ashwaganda 219-221
Atemübungen 195, 248

Bäder, therapeutische 240
Ballaststoffe 97–107
- Fruchtzucker und 101
- lösliche 98, 99
- resistente 100
- unlösliche 98

Ballaststoff-Fruktose-Verhältnis 101-105
Basilikum 243
Bauchfett 12, 42, 46, 58, 92, 98, 117
- Toxine im 51
- Überlebensmodus und 76

Bauchspeicheldrüse 66
- Nebennieren und 74

Benzodiazepine 194
Betätigung, körperliche 211
Bewegung 20, 183, 238, 265
Bisphenol A (BPA) 53
- Fettzellenwachstum und 53

Blei 52
Blutzucker 47, 92
- Cortisol und 55, 94, 236
- instabiler 90
- Kohlenhydrate und 90, 91
- Nebennieren und 74

Blutzuckerabfall 74
Bohnen 356, 357
Butter 115

Chemikalien, synthetische 52
Cholesterin 98

Cortisol 11, 15-19, 46, 69
- Blutzucker und 55, 94, 236
- Fett und 54
- Koffein und 181
- Kohlenhydrate und 90, 107
- Melatonin und 72, 73
- Natrium und 180
- Stress und 41

Cortisolabfall 203
Cortisolbestimmung 94, 95
Cortisoleinnahme 228
Cortisolproduktion 58, 73, 182, 228, 243, 246, 312
Cortisolregulierung 211
Cortisolrhythmus 84, 96, 118, 119, 297
- Kohlenhydrate und 96
- typischer (ausgelaugt) 233
- typischer (gestresst) 179
- typischer (im Gleichgewicht) 263
- typischer (überlastet) 207

Cortisolsenkung 237
Cortisolstoffwechsel 118
Cortisolzyklus, Auflösung des 203
Cortison 46
Cortisoneinnahme 246

Darm 109
Darmflora 50
Darmkrebsrisiko 106
Daueraktivität, langsame 266
Dauerstress 12, 29, 42
- Nebennieren und 42

Dehnübungen 185, 213

Diabetes 90
Diät 11, 25, 50
- kohlenhydratarme 55, 92
- kohlenhydratbetonte 88
- Körpergewicht und 58
- normale 82
- salzarme 180
- Selbstdisziplin und 35

Diätplan (für Ungeduldige) 361
Docosahexaensäure (DHA) 113
Druck 56-58
- Lebensmittelabhängigkeit und 57

Eicosapentaensäure (EPA) 113
Eier 44, 49
Eierstöcke 66, 67
Einkaufen, Kunst des 285
Endorphine 75, 76
Engagement, ehrenamtliches 277-279
Entgiften 159-161
- mit Brokkolisprossen 159, 160
- mit Leinsamen 161
- mit Reiskleie 160

Entspannungsreaktion 222, 223
Entzündungen 44
- Nebennieren und 70-72
Entzündungsbereitschaft 44, 45, 49
Entzündungskontrolle 113
Epigenetik 37
Erdnüsse 48
Ergänzungsmittel 158, 192, 243
Ernährung 284
- gesunde 101, 106

- kohlenhydratbetonte 92
- pflanzliche 354
- proteinarme 110
- proteinreiche 110

Ernährungsstrategien 208
Erschöpfungsphase 148

Fertigprodukte 45, 100, 116
Fett 88, 89, 112
- Cortisol und 54
- Giftbelastung im 112
- Stress und 34
- subkutanes siehe Unterhautfett
- viszerales siehe Bauchfett

Fettabbau 100
Fettaufbau 11
Fettleber 92
Fettleibigkeit, Nebennierenhormone und 79
Fettmenge, ideale 116
Fettmodus 49
Fettsäuren 112
- gesättigte 115
- nicht essentielle 112

Fettsucht 90
Fleisch 354
Flow 275, 276, 281
Früchte 100, 106
Fruchtsäfte 97
Fruchtzucker 44–47, 97–108, 348
- Ballaststoffe und 101

Frühstück 17
Fruktose siehe Fruchtzucker

Gamma-Linolensäure 113
Gelassenheit 165
Gemeinschaft 281
Gemeinschaftsgefühl 276
Gemüse 101
Gene, Übergewicht und 36, 37
Gesamtcortisolmenge 95, 154
Gesundheit 257
- stabile 262

Gesundheitsziele, persönliche 264
Gewicht, Schlaf und 54
Gewichtsabbau 11
- Schilddrüse und 155

Gewichtsexplosion, weltweite 38
Gewichtsreduktion 96
Gewichtszunahme 52
- Teufelskreis der 82, 83
- Ursachen für 43

Glukose 19, 20, 100
Glukoseverwertung 100
Glutathion 14, 15
Gluten 49, 102
Glutenunverträglichkeit 355
Glykogen 55

Heilungsprozess 71
Hektik, Körperfett und 68
Herzgefäßkrankheiten 92
Herzkrankheit 90
High-Carb-Konzept 93
Hirnanhangdrüse 65, 68
HIT (High Intensity Training) 184, 212
Hoden 66, 67

Hormone 66, 69
- Übergewicht und 26
Hormonzyklus, zirkadianer 85
Hülsenfrüchte 101
Hypophyse *siehe* Hirnanhangdrüse
Hypothalamus 65, 68

Immunsystem 98
Indisches Basilikum 272, 279
Ingwer 209
Insulin 18, 93
Insulinsensitivität 18, 168
Ionen, negative 168, 169
Isolation 276
Jing 63
- Alterungsprozess und 63

Kaffee 181
Kalorienmodell 34
Kamille 245
Kampf-oder-Flucht-Reaktion 74, 75
Kardiokonditionierung 212
Kardiotraining 185, 266
Kasein 49
Kerne 114
Kochsalz 180, 237
Koffein, Cortisol und 181
Kohlenhydrataufnahme 108
- zyklische 94-96
Kohlenhydrat-Cortisol-Reaktion 127
Kohlenhydrate 28, 88, 89
- Blutzucker und 90, 91
- Cortisol und 90, 107
- Cortisolrhythmus und 96
- gesunde 97
- richtige 93
- Schlafstörungen und 91
- stark verarbeitete 108
- ungesunde 97, 102
Kohlenhydratmenge, ideale 107
Kohlenhydratrestriktion 90
Kohlenhydratüberschuss 92
Kohlenhydratzufuhr, zyklische 86, 127-129, 170, 177, 182
Konsumkultur 274
Körperfett, Hektik und 68
Körpergewicht 15, 16, 18, 23, 41
- Diät und 58
- Nebennieren und 79-83
- Schlaf und 54
- Stressbelastung und 56
- Überlebensmodus und 75
Krafttraining 185, 212, 267
Krankheit, undiagnostizierte 229
Küchenarbeit 289
Kunststoffe 53, 159

Leben, modernes 56
Lebensmittel 22, 40
- ideale 265
- kohlenhydrathaltige 101
- proteinreiche 111
- stark verarbeitete 24, 29, 39, 44, 102
Lebensmittelabhängigkeit, Druck und 57
Lebensmittelallergien 49

Lebensmittelunverträglichkeit 47, 49, 50
Leber 51, 58
Leberenzyme 44
Lichttherapie 188, 191, 192, 215, 242, 271
Lichtverschmutzung 54, 192
- Schlaf und 54
Linolsäure 113
Lösungsmittel 52, 159
Low-Carb-Diät 88
Low-Carb-Konzept 93

Magnesium 156-158
Magnolienrinde 194
Mahlzeiten 124-130, 351-353
- Abendessen 125, 129, 130
- Frühstück 124, 127, 128
- Mittagessen 125, 129
- Snacks 126
Margarine 115
Meditation 221-224
Meeresfrüchte 48
Mehl 97
Melatonin, Cortisol und 72, 73
Milchprodukte 44, 49, 102
Mineralien 105
Mineralstoffe 105
Mortalitätsrate 18
Müdigkeit 213
Muskelrelaxation 188
- progressive (PMR) 190
Muskelspannung, Psyche und 185
Mustertag
- Ausgelaugte 251

- Gestresste 199
- Gesunde 280
- Überlastete 225

Nahrungsauswahl 81
Nasenatmung, wechselseitige 195-197
Natrium, Cortisol und 180
Nebennieren 19, 23, 60, 62, 64, 66
- Bauchspeicheldrüse und 74
- Blutzucker und 74
- Dauerstress und 42
- Elektrolyte und 70
- Entzündungen und 70-72
- gesunde 258-262
- Gesundheit und 62-64
- Hormonregulierung und 68
- Körperfunktionen und 67-86
- Körpergewicht und 79-83
- Schilddrüse und 69
- Schlaf-wach-Rhythmus und 72
- Stress und 68
- überlastete 206
- Überlebensmodus und 67, 75
- Zusammenbruch der 230
Nebennierenbelastung 146
Nebennierendiät 28, 81, 101, 108, 124, 127, 146, 170, 171, 208
Nebennierendysfunktion 54
Nebennierenfunktion 117
Nebennierenhormone, Übergewicht und 39
Nebennierenphase 147-150
- Ausgelaugt 148, 149, 228–253

- Gestresst 147, 174–200
- Überlastet 148, 202-226
Nebennierenrhythmen 81
Nebennierensystem
  - Entgleisung des 228
  - Stressfaktoren und 82
Nebennierentest 146, 150–154, 178
Nüsse 114

Omega-3-Fettsäuren 113
Omega-6-Fettsäuren 113, 114
Omega-9-Fettsäuren 114
Östrogen 67

Paleo-Ernährung 105
Paleo-Prinzpien 101
Palmitinsäure 115
Pantothensäure 243
Passionsblume 194, 195
Pestizide 52
Phantasiereise 248, 251
Phenole 114
Phytinsäure 105, 106, 357
Portionsgröße 130–135
  - Faustregel 135
  - Fette 131,132
  - Kohlenhydrate 132-135
  - Proteine 130, 131
Prädiabetes 158
Prioritäten 234–236
Propriozeptoren 185
Protein 89, 109–112
  - schädliches 349
  - hochwertiges 110
  - toxisches 44, 48–50
Proteinmangel 109
Proteinmenge, ideale 111
Proteinversorgung, optimale 354
Psychopharmaka 195

Quecksilber 52

Reishi-Pilze 272
Rhythmus, zirkadianer 72, 163, 168, 170, 177, 208, 214
Rosenwurz 219, 220

Säfte 311
Saftzutaten 312-315
Sahne 115
Samen 114
Schilddrüse 27, 66
  - Gewichtsabbau und 155
  - Nebennieren und 69
Schilddrüsenfunktion 155
Schlaf 55, 166-168, 186, 187, 269
  - Körpergewicht und 54
  - Lichtverschmutzung und 54
Schlafdefizit 166
Schlafentzug, therapeutischer 217–219
Schlafmangel 63
Schlafmittel, 188, 189, 195
Schlafrhythmus 54, 186, 213, 214, 240-243
Schlafstörungen, Kohlenhydrate und 91
Schlaf-wach-Rhythmus 218
  - Nebennieren und 72

Sachregister

Schlafzyklus 214
Schock, allergischer 49
Schuldgefühle 22
Schwermetalle 52
Selbstdisziplin, Diät und 35
Selbstregulation, gesunde 260
Shake 292-299
Skorbut 63, 64
Socken, nasse (Durchblutung) 241
Soja 102
Sojaprodukte 111
Sport 25, 107
Sportsgeist 268
Stammfettsucht 79
Stärke, resistente 99
Stress 11, 42, 50, 77, 78, 158, 176, 260, 261
  – Cortisol und 41
  – Fett und 34
  – Nebennieren und 68
  – Symptome 174, 175
  – Überlebensmodus und 41
Stressabbau 155
Stressbelastung, Körpergewicht und 56
Stressniveau, persönliches 171
Süßholz 244
Süßungsmittel 357, 358
System, endokrines 65

Tagebuchschreiben 169
Tagesablauf 161-165
  Morgenritual 164
  sanftes Erwachen 163, 164

Tag-Nacht-Rhythmus 168, 183, 211-213, 238, 239, 265
Tee 181
Testosteron 67
Theanin 181, 182
Theophyllin 181
Todesursachen 204
Toxine 57, 111, 159
Träumen, luzides 269–271
Triglyzeride 17, 92
Trinkwasser 53
Trockenfrüchte 97

Überarbeitung 63
Übergewicht 11, 23, 36, 52, 127
  – als Todesursache 33
  – Gene und 36, 37
  – Hormone und 26
  – Nebennierenhormone und 39
Übergewichtskrise 146
Überlebensmodus 23, 40, 42, 50, 359
  – Auslöser für 44-57
  – Bauchfett und 76
  – Körpergewicht und 75
  – Nebennieren und 75
  – Stress und 41
  – vier Phasen des 146-150
Umweltbelastung 50
Umweltgifte 24, 39, 51, 159
Umweltverschmutzung 29
Unterhautfett 42, 43
Unverträglichkeitsreaktionen 102

Anhang

Verpackungsmaterial 53
Vitamin C 64
Vitamin D 156, 157
Vitamin D$_3$ 156, 157
Vitamin-C-Mangel 63
Vollkorngetreide 101

Weizen 44, 49
Widerstandsphase 148

Yoga 239

Zeitmangel 284
Zimt 210
Zirbeldrüse 66
Zitronenmelisse 193
Zöliakie 49, 355
Zucker 97, 102
Zwerchfellatmung 197, 198

Unsere Leseempfehlung

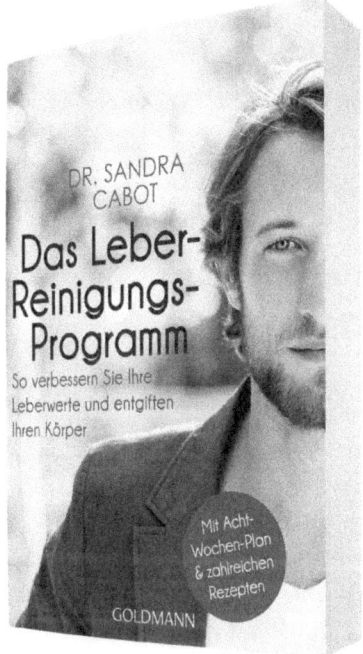

256 Seiten

Die Leber ist für alle wichtigen Funktionen des menschlichen Körpers unentbehrlich. Sie wäscht das Blut, stärkt das Immunsystem und reguliert Kreislauf und Verdauung. Gute Leberwerte sind die Voraussetzung für ein gesundes, langes Leben. Dr. Sandra Cabot hat aufgrund ihrer langjährigen Erfahrung als Ärztin und Ernährungsberaterin ein Programm entwickelt, das die Leberfunktion verbessert und den Körper entgiftet. Ein leicht einzuhaltender Ernährungsplan mit vielen Rezepten hilft, die Leber zu reinigen und eine Vielzahl von Beschwerden ohne Medikamente zu heilen.

www.goldmann-verlag.de
www.facebook.com/goldmannverlag

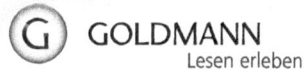

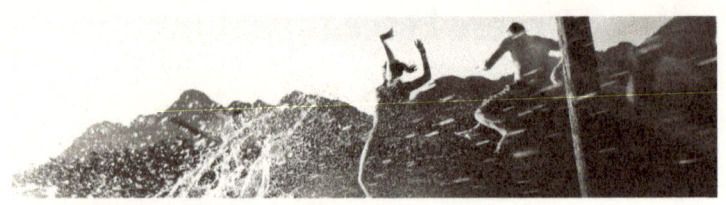

Um die ganze Welt des
GOLDMANN Verlages
kennenzulernen, besuchen Sie uns doch
im Internet unter:

www.goldmann-verlag.de

Dort können Sie
nach weiteren interessanten Büchern *stöbern*,
Näheres über unsere *Autoren* erfahren,
in *Leseproben* blättern, alle *Termine* zu Lesungen und
Events finden und den *Newsletter* mit interessanten
Neuigkeiten, Gewinnspielen etc. abonnieren.

Ein *Gesamtverzeichnis* aller Goldmann Bücher finden
Sie dort ebenfalls.

Sehen Sie sich auch unsere *Videos* auf YouTube an und
werden Sie ein *Facebook*-Fan des Goldmann Verlags!

www.goldmann-verlag.de
www.facebook.com/goldmannverlag

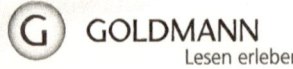